むし歯ってみがけばとまるんだヨ

削って詰めるなんてもったいない！

歯科医師
岡田弥生◉著

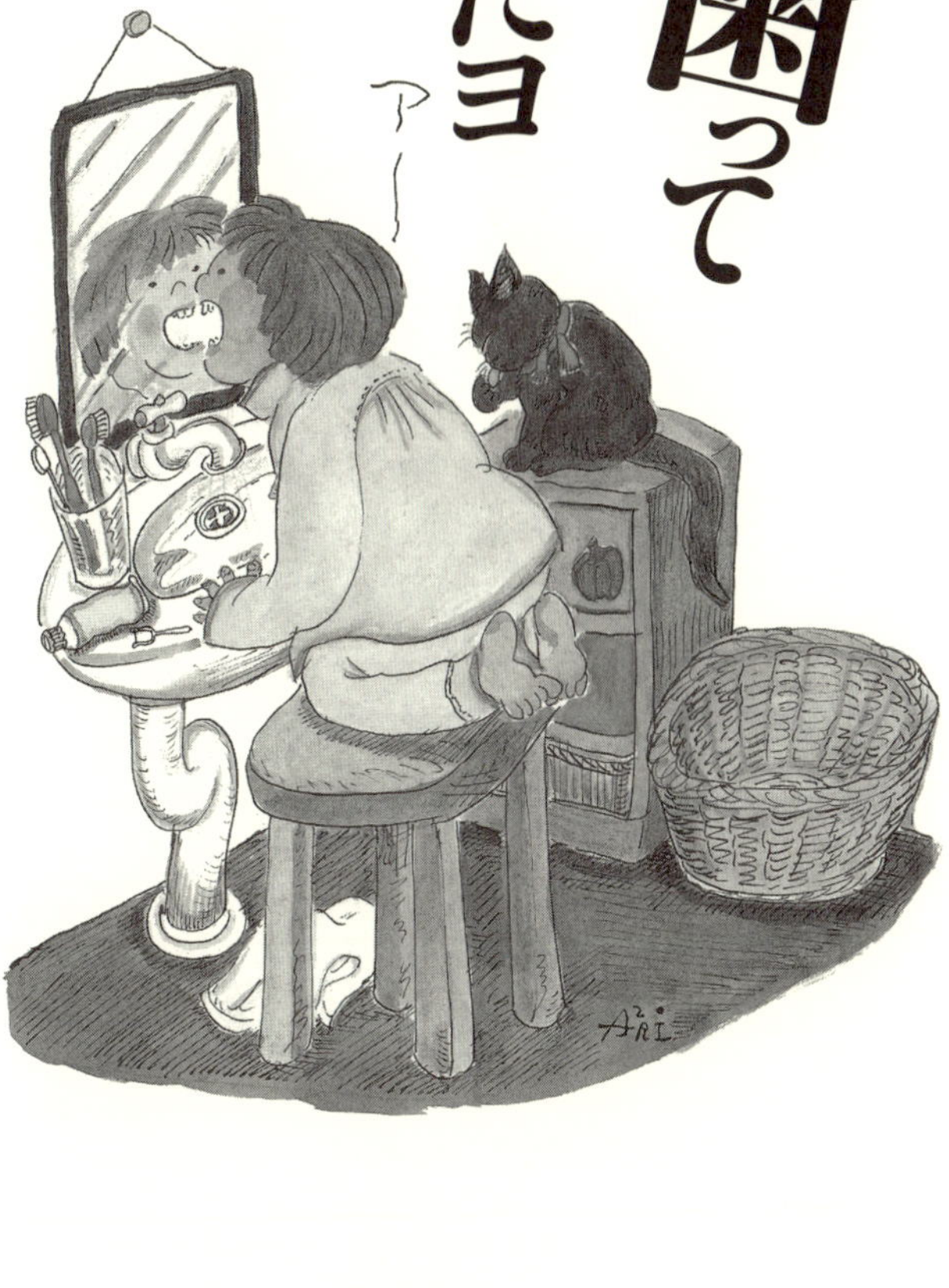

たかくあけみ◉絵

梨の木舎

まえがき——20年の経験から

東京都杉並区で乳幼児の歯科健診に従事して20年になります。もしかしたら、日本の歯科医の中で、子どもの歯を一番多く診ているかもしれません。この仕事を専門にしている歯科医は他にいませんから。

20年の間に、のべ10万人以上の子どもたちの口の中を診て、いろいろなことを教えてもらいました。とりわけ、むし歯が治る、進行が止まるという経験は、衝撃的で感動的でした。それまでは「削って詰めて抜いて入れ歯」が歯科医の仕事だと思っていたからです。子どもたちから教えてもらったことを独り占めするのはもったいない、他の方々にも知ってほしいと思います。

歯は、口の中の環境を敏感に反映します。どの子の、どの歯も、個性があり、食生活と手入れ次第で律儀に反応します。歯は、健康な状態で十分に働きたいと思っています。乳歯は、あとに続く永久歯のために、大事な役割を果たしています。乳歯は、いろいろなメッセージを出しています。これをしっかり受け止めないともったいないと思うのです。

丁寧に、きちんと歯の変化を診ていくことで、削って詰めるのはもっと減らせるはずです。それを多くの方に知ってほしいと思ったのが、この本を書くきっかけです。むし歯はすぐにできるものではありません。最低限の手入れを効率よくすれば、いつの間にかできてしまったということはありません。これからの子どもたちには、むし歯はないのが当たりまえになってほしいし、できるはずです。

振り返ってみると、短い子育ての期間を過ごした経験が私にもあります。楽しいけれど忙しい、無我夢中の毎日でした。その中で、毎晩の仕上げみがきは少々負担でした。

でも歯からのサインをきちんとキャッチすれば、むし歯を削って詰めることから逃れられるだけでなく、子ども自身が、歯を自慢し、歯に自信を持って生きていけるのです。お母さんにとっても、自信が持てて楽しくなる、貴重な体験になるのではないでしょうか。

二〇〇八年二月

岡田弥生

目次

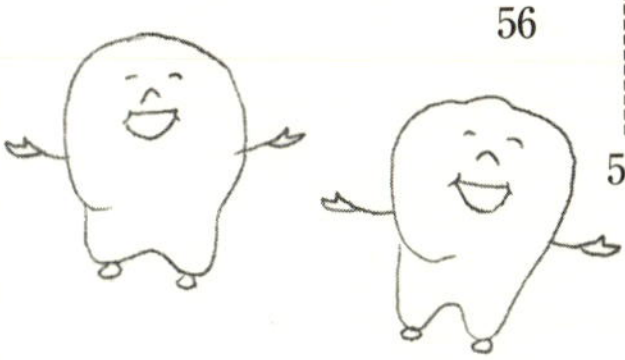

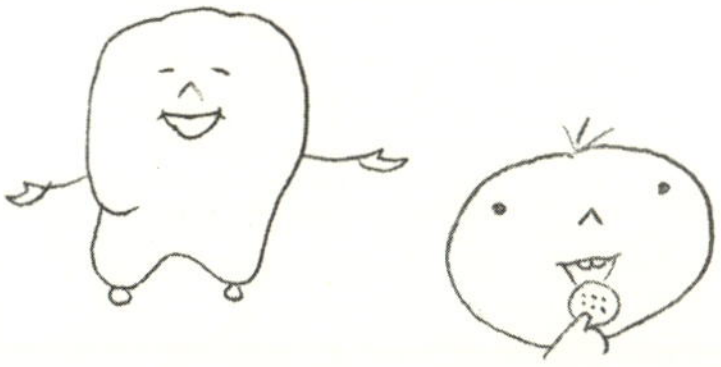

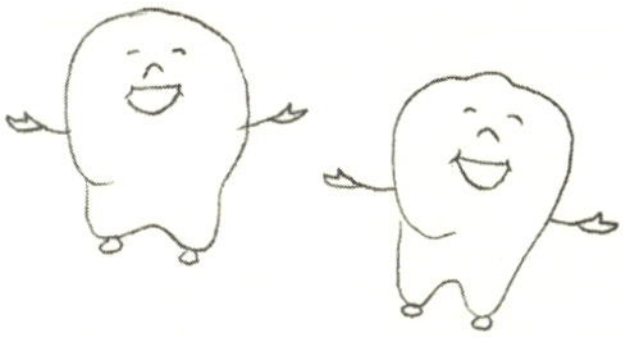

知ってほしいこと

むし歯についての
まちがった思い込み

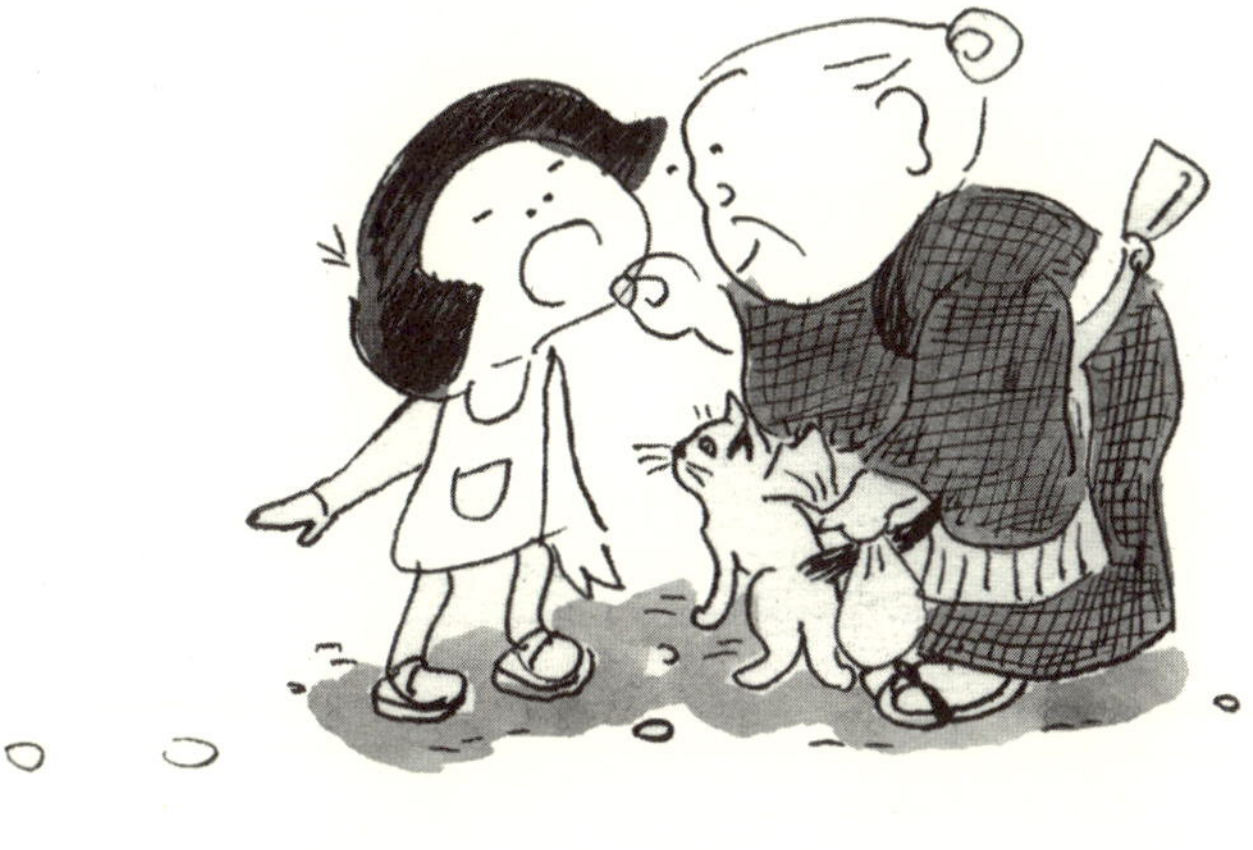

その1

どうしてむし歯になるのでしょう?

①むし歯ってどんなもの？

聞いたことがないような稀な病気も数多くありますが、「むし歯」は、ごくありふれた身近な病気です。誰もが大人になるまでに一度は耳にしたことがあるでしょう。たとえ経験がなくても、全く知らない人はいません。しかし、正しく理解されているでしょうか？　むし歯にどんなイメージをもっていますか？

「黒くなって穴が開く」「甘いものを食べると痛む」「冷たいもの、熱いものがしみる」「夜寝ているときにズキズキ痛む」「歯医者さんに行って治してもらう」「削る機械の音が不快」「ずきずき痛む」「ボロボロになると噛めなくなる」「抜歯になることも多い」……いろんなむし歯のイメージがあります。

ある日、保健センターで乳幼児歯科健診を終えて帰るお父さんと男の子がこんな会話をしていました。

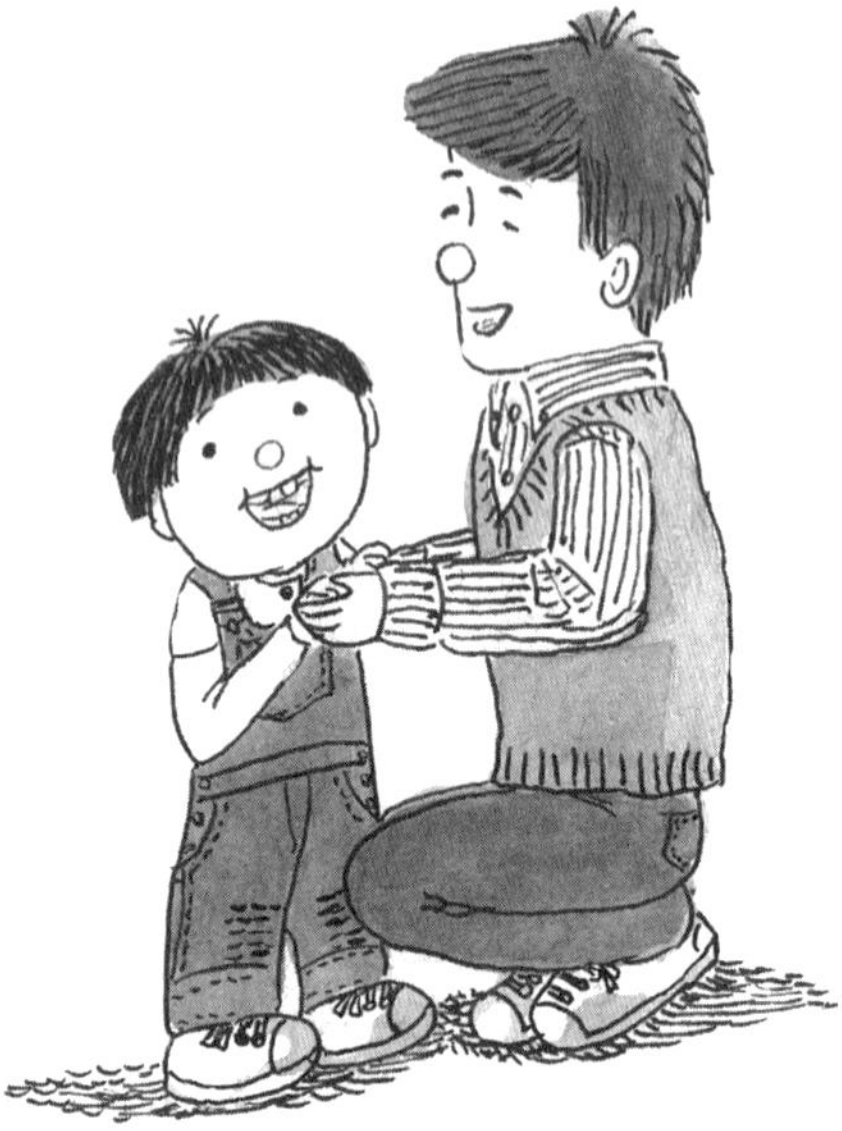

「むし歯がなくてよかったね」とお父さん。

「あったんだよ。だけど頑張れば大丈夫って言われたでしょ？」

と言っているのは2歳の男の子です。

「そうだね。ジュースを我慢しようね」

「うん。むし歯が止まるといいな」

むし歯は削って詰めないと治らないもの、健診でむし歯を指摘されたら歯科医院で削って詰めるもの、と思い込んでいるお父さんは、受診を勧告されることが心配だったのでしょう。

「初期むし歯があるけど、治療するのはもったいない、きれいにしていれば止まる、止まれば問題ないですよ」と言ったところ、「歯医者さんに行かなくてよい」とほっとされたようです。安心して「むし歯はなかった」と思ったのでしょう。

お父さんにとっては「むし歯」と思えなかったのに、お子さんは、「むし歯はあるけど、ジュースを我慢することで治る」と理解してくれました。「むし歯」についての先入観がある大人より、思い込みのない子どものほうが理解しやすかったのかもしれません。お子さんの言葉に、お父さんもすぐに同意してくれた様子を嬉しく思いました。仲良く帰っていくお二人の姿は微笑ましいものでした。

②いきなり穴が開くわけではありません

むし歯は、ミュータンス菌による感染症ですが、感染力は弱く、菌を持っていてもむし歯になるとは限りません。むし歯ができるには、歯とミュータンス菌と糖分と時間の4つが必要です。食事をすれば、なんらかの糖が、一日に何度も口の中に入りますが、それだけではむし歯はできません。歯の表面に菌と糖が共にある状態が、かなり長く続くことで徐々に歯が溶けていくのです。むし歯ができるまでには時間がかかります。ですから、感染症ではあるけど、生活習慣病でもあります。

子供向けの絵本などで、甘いものを食べると、道路工事のようにバイキンが歯に穴を開けている絵をよく見かけますが、いきなり穴が開くわけではありません。むやみに恐がらせるのは止めましょう。むし歯予防の常套句として「むし歯ができたら大変」「痛くなるよ」と脅し文句を使っていませんか？　子育てでは、自信と達成感を

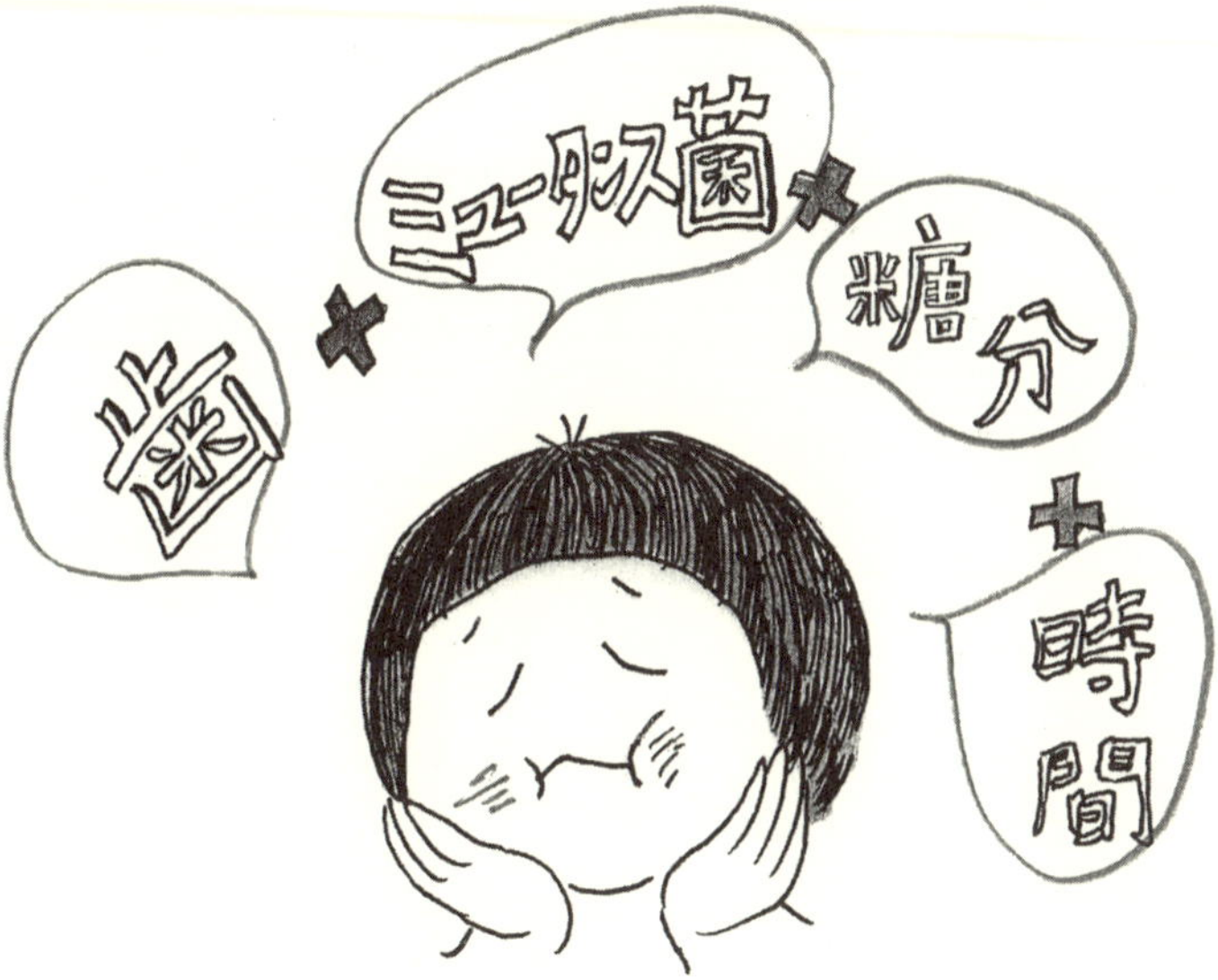

育んでいくことが大切です。やたらと恐怖心を煽って無力感を植え付けるのでなく、自分で考え行動する力を大事にしたいものです。

でも、いつの間にか、知らないうちにむし歯ができてしまったという方もいるでしょう。きちんと歯をみがいていたつもりなのに歯科健診でむし歯を指摘されるまで気づかなかった、しょうがないから歯医者に行こう……そんな体験から、むし歯はできても仕方がない、削って詰めればいい、大したことはない、というあきらめに陥るのではないでしょうか？　できて当たりまえ、穴が開いたら埋めればよいという思い込みを見直してほしいのです。

むし歯は簡単にはできません。ある日突然、穴が開くわけではありません。何週間、何か月間かの生活習慣の積み重ねです。人間の身体の中で一番硬いエナメル質ですから、そう簡単に溶けて穴が開くことはありません。

知らないうちにできてしまったのは、何か月も何年も放置していたのではないでしょうか？　もしも、その間に歯科医のチェックを受けていて、そして初期むし歯を指摘されなかったなら、診断を疑ってみることも必要です。

むし歯の原因となる4つの因子が重ならないようにするためにはどうしたらよいでしょう？　実は、口の中の環境、つまり唾液の力が大切なのです。

③溶けたり治ったりが起こっています

歯と細菌と糖と時間という4つの因子が重なると、菌が糖を分解してできた酸で歯が溶けていきます。これが、むし歯の始まりです。歯のカルシウムが溶け出すことを脱灰といいます。その後、新たな唾液の分泌により中和されて酸性から中性に戻ると、カルシウムは歯に戻り、これを再石灰化といいます。歯の表面では、目に見えないけれど、たえず溶けたり治ったりの変化、つまり、脱灰と再石灰化が起こっているのです。アメやチョコなど甘味の強いものでは酸性化が大きく、戻るのに時間がかかります。また、歯の質が弱いと、少し酸性になっただけで溶け始めます。

食事をするたびに唾液は酸性になりますが、規則正しい食生活と寝る前の歯みがきさえ気をつければ、むし歯はできません。ところが、「ちょこちょこ飲み」、「だらだら食べ」で、唾液が中性に戻る間もなく次の飲食物が口に入ると、歯の表面で再石灰

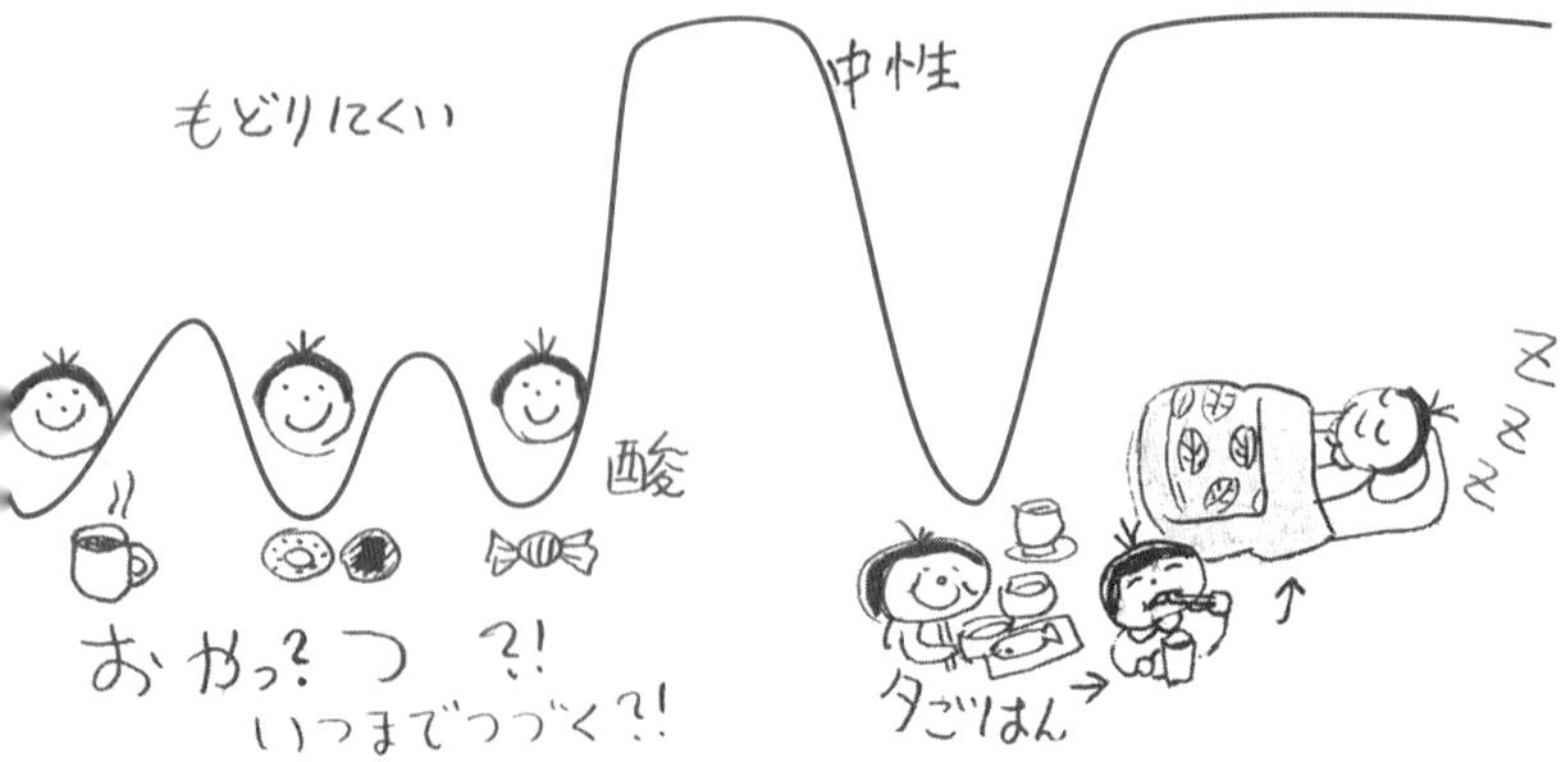

化が起こる間もなく、脱灰が起こる状態が続きます。むし歯ができる4つの要素が重なっている状態です。

　むし歯予防に大切な唾液は、ふだんは気づかずに飲み込んでいますが、毎日、約1・5リットルも出て、口の中を洗い流してくれています。むし歯ができるのは、唾液の分泌が少なくなる、夜寝ている間です。起きている間は唾液で洗ってくれます。しかし、厚い歯垢で覆われていると唾液が届きません。歯垢（プラーク）は細菌の代謝産物で、時間が経つと強固な膜状の構造（バイオフィルム）になり、唾液の力を阻害してしまいます。唾液の波にさらされ

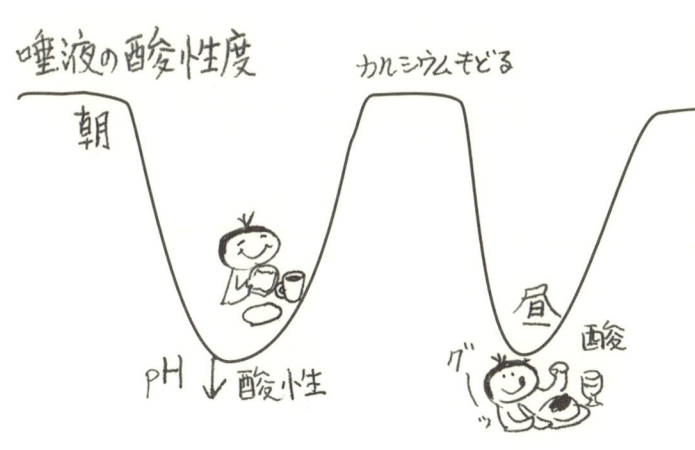

ている時間が長ければ歯の質は強くなっていきます。
脱灰か、再石灰化か、どちらに傾くか、これを丁寧に診て、穴が開く前にコントロールすれば、削って詰める治療は不要です。むし歯ができないようにコントロールをしていくことは、そんなに難しいことではありません。
脱灰と再石灰化のバランスをコントロールする最大のポイントは、歯の表面に付着している歯垢を取り除き、歯が唾液にさらされる時間を長くして、唾液による再石灰化を促すことです。

④止まっていれば大丈夫！

もしも「まだ治療するほどではないから、もう少し経ってから治療しましょう」と言われたら、どうしますか？

健診で「むし歯になりかかっていますね」と言うと、「歯医者さんに行ったほうがいいでしょうか？」とよくきかれます。

むし歯ができたら歯科医院に行って削って詰める、という行動パターンが、根深く刷り込まれているようです。長い間、推奨されてきたことです。放置して神経まで進んで痛みが出ると困りますが、

「歯医者さんに行くのはともかく、削って詰めるのはもったいないですね」

「このまま止まっていれば問題ないです。手入れ次第で止まります。1か月後に止まっていることを確認させていただければうれしいです」と答えています。

むし歯ができても止まっていれば問題ありません。むし歯と言われたら歯医者さんに行って削って詰める、という条件反射のような思い込みは間違いです。

むし歯ができても削らないためには、溶けかかっている状態をきちんと診断し、進まないようにケアし再石灰化を促すことが大切です。歯はいろいろなメッセージを出しています。歯が語りかけることに耳を傾けましょう。個々人によって、歯によって、歯の質、感受性が違います。

「きれいにしていれば止まります。止まっていれば問題ありません」

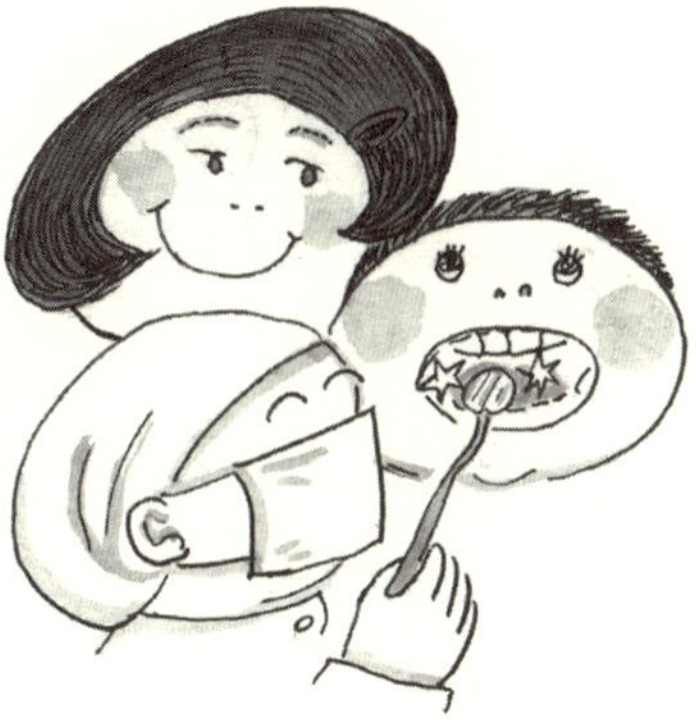

これが、私が毎日のように言っている言葉です。1か月後に止まっていれば、次は3か月後です。そして、半年、1年経って、やっと「止まったね！　治ったね！」と言えるのです。

歯医者さんから「まだ治療するほどではないから、もう少し経ってから治療しましょう」と言われたら、むし歯の進行を待つのではなく、再石灰化を促すようにして、がんばってみませんか？

⑤むし歯にも自然治癒がある！

むし歯は、風邪や腹痛のように自然に治ることがないと言われてきました。確かに穴が開いたむし歯が元通りに自然治癒することはありません。しかし、歯の表面では、脱灰と再石灰化が、たえず起こっています。初期むし歯は、手入れ次第で再石灰化します。私も、保健所に入る前は、穴が開いたむし歯は削って詰めないと治らないと思っていました。5年くらい経った頃から「進行が止まったむし歯」アレステッド・カリエスarrested cariesに気づきました。

どんな病気でも症状が出揃ってからのほうが診断は楽です。むし歯も穴が開いてからのほうが楽です。しかし、脱灰と再石灰化のバランスをコントロールする、つまり、歯が溶けかかっているか治りかかっているか、という診断のほうが大切だと思います。

今の大人は、学校健診などの集団検診でC_1とかC_2とか耳にしたことがあるでしょう。

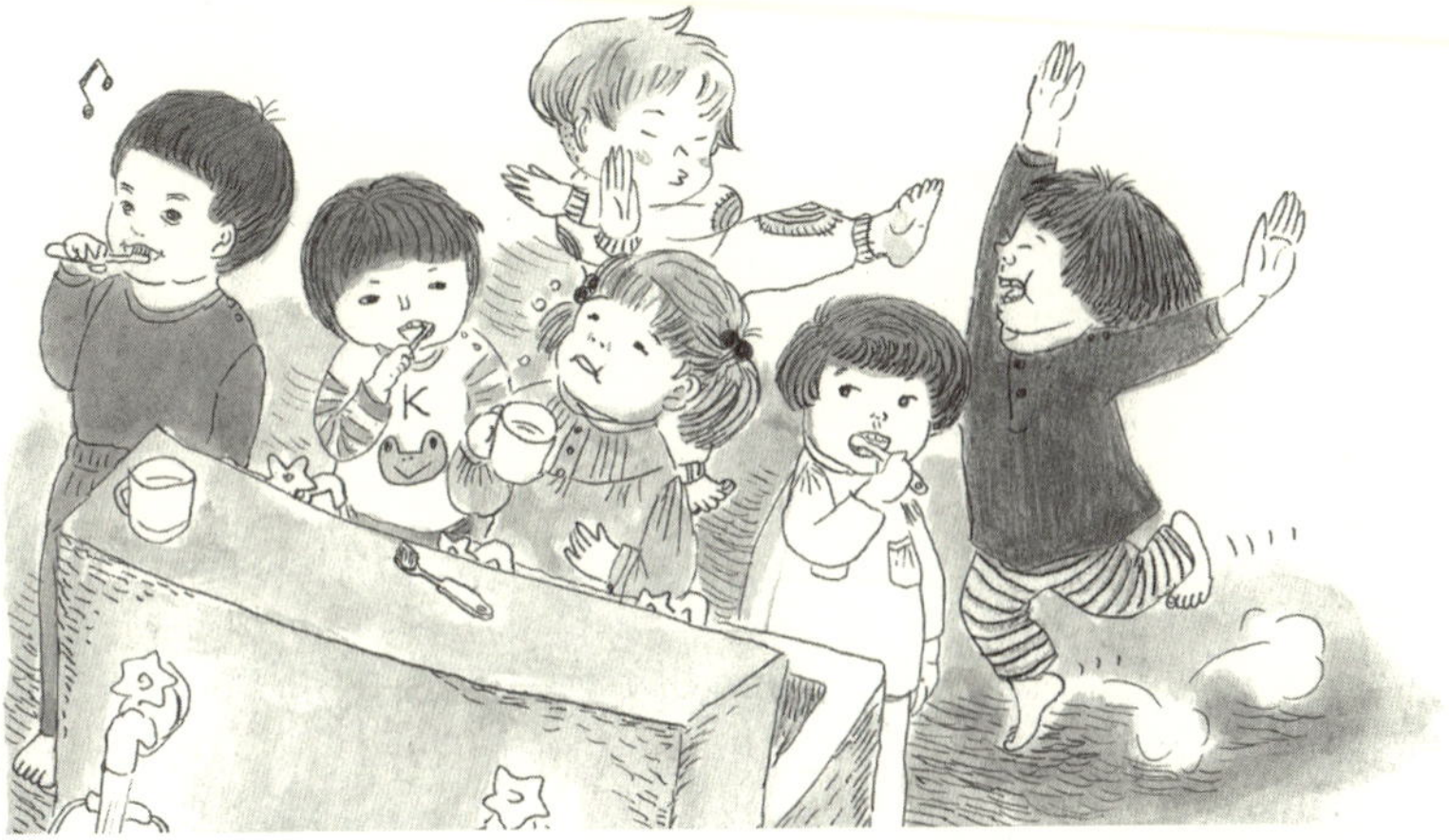

C_1というのはエナメル質のむし歯で、C_2は象牙質まで進行したもの、C_3は歯髄（神経）まで進んだもので、C_4は歯根だけになった状態です。この分類は、むし歯はすべて、進行することを前提にしたものです。初期むし歯はC_0（シーゼロ、あるいは要観察の意味で、オブザベーションのシーオー）と言います。

ケアされないまま進んだむし歯は、表面のエナメル質の病巣は小さいのに、象牙質に大きく広がっていることもあります。昔はそういうむし歯が多かったものです。急にできたむし歯か、ゆっくり進行してきたむし歯かで、色も性質も違います。奥歯のかみ合わせの面など、ちょっと黒く見えるだけでも内部に広がって進んでいることもあります。色の感じでだいたいわかりますが、診断の根拠は硬さです。止まったむし歯は、硬さで診断します。

⑥ケアで花まるむし歯に

歯は削らないほうが長持ちします。むし歯にしないことが最善ですが、できたとしても、削る治療をせずにすめば、そのほうがいいでしょう。初期むし歯をきちんと見つけて活火山状態にならないよう、ケアしていくことが大切ではないでしょうか？

アレステッド・カリエスは「進行が止まっているむし歯」で、インターネットで検索すると、2千件くらいヒットしてきますが、英文の論文ばかりです。日本の歯科大学で使う教科書には記載がないようです。むし歯が、活火山状態か、休火山状態かを診ていけば、多くのむし歯が、削らずにすむと思いますが、日本ではあまり関心がないようです。

「むし歯は進行するもの」「穴が開いたものを見つけて削って詰めるのが歯科医の仕事」という教育を受けた歯科医にとって、せっかく止まったむし歯も、溶けかかりで

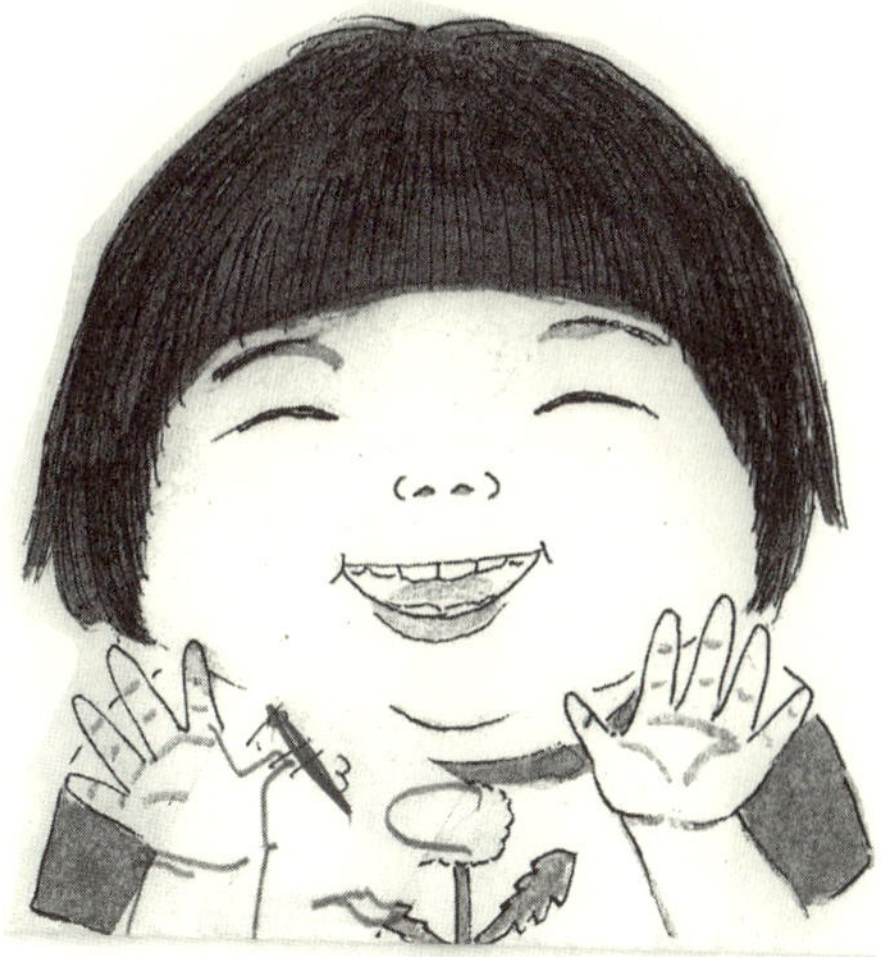

止まるむし歯も、目に入らないようです。治ったむし歯に多くの歯科医は気づかないのか、「エナメル質形成不全」と診断します。このことについては、あとで述べます。

乳歯では、エナメル質に穴が開いたC_1でも手入れ次第で止まります。前歯ならC_2でも止まります。しかし、せっかく努力して治っても、治ったむし歯を表す言葉がないのです。手入れして止まったむし歯は、努力の賜物ですから、単なる「むし歯なし」より価値があるのではないかと思います。適切な言葉がほしいところです。アレステッド・カリエスとそのまま使えばいいのかもしれませんが、もっと分かりやすい表現がないかいつも悩みます。
「同じC_1、C_2だけど、これは前回より落ち着いている、治りかかっています」と言ってカルテや母子手帳に記載しています。

セクシャル・ハラスメントもドメスティック・バイオレンスも、「セクハラ」「DV」という言葉が知られるようになって初めて、実態が認識され、社会に認知されてきました。「アレステッド・カリエス」という状態を多くの方に理解していただくのに良い言葉はないかと考えています。溶けかかりで見つけて、手入れで治ったのですから「花まるむし歯」というのはいかがでしょうか？

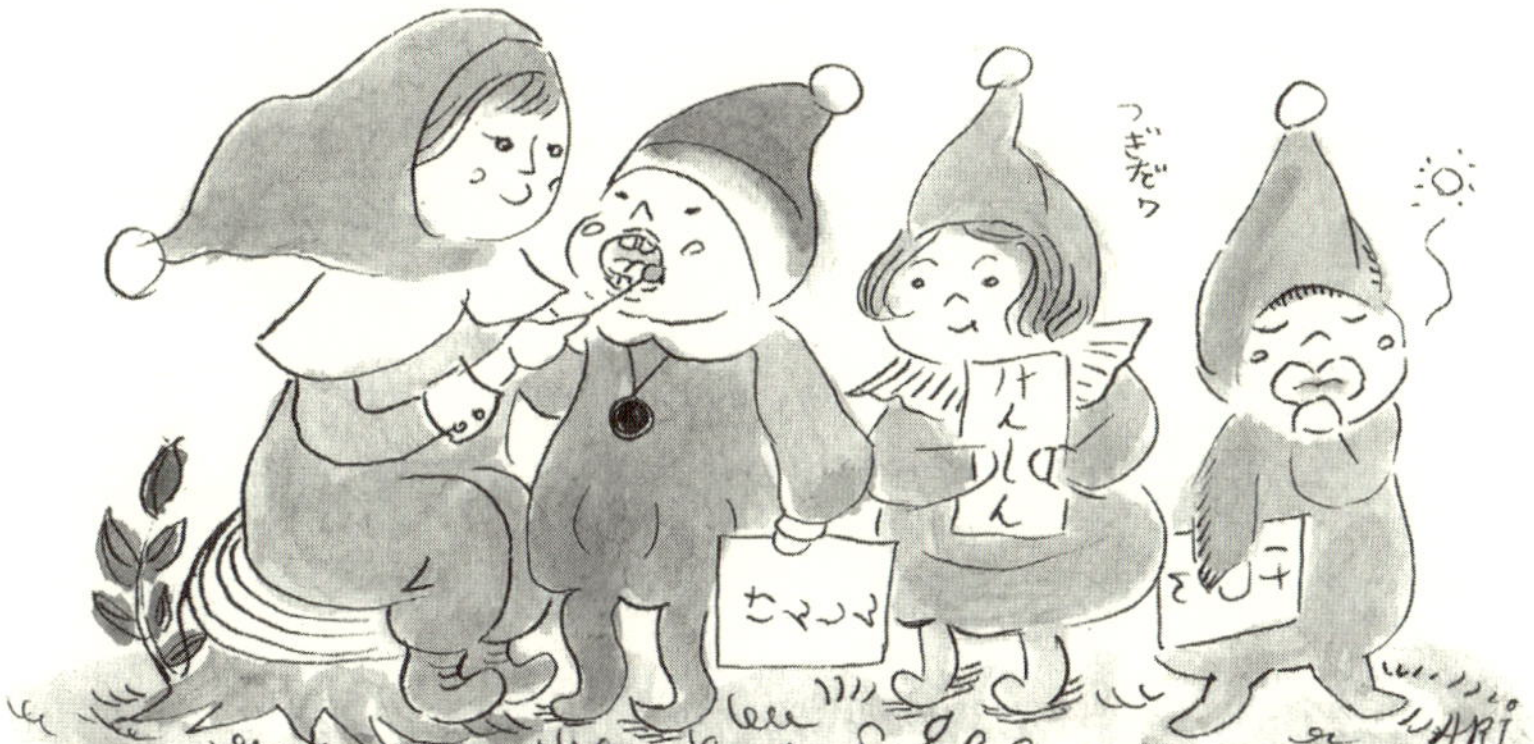

31——どうしてむし歯になるのでしょう？

その2

むし歯はとまります

①むし歯で生えてくる歯はありません

病気には、生まれつきの病気や、いつのまにか伝染してしまう病気もありますが、むし歯は予防可能な病気です。どんなに歯の質が弱いとしても、健全な状態で生えてきます。口の中は観察可能ですから、初期むし歯をていねいに診ていけば、削らずにすみます。しかし、「気づいた時にはもうむし歯」ということもあります。どうして、そうなってしまうのでしょう?

私も「気づいた時にはもうむし歯」というケースに遭遇したことがあります。

「1歳過ぎても歯が生えてこない」という相談でした。ふつうは6、7か月から生えてきます。歯の生え方は遅くても問題ありません。1歳半で生えていないお子さんもいます。しかし、相談の方のお子さんは、生えてきた歯がすっかりむし歯で溶けてなくなっていました。それでも、むし歯で生えてきたのではなく、生えるそばからむし

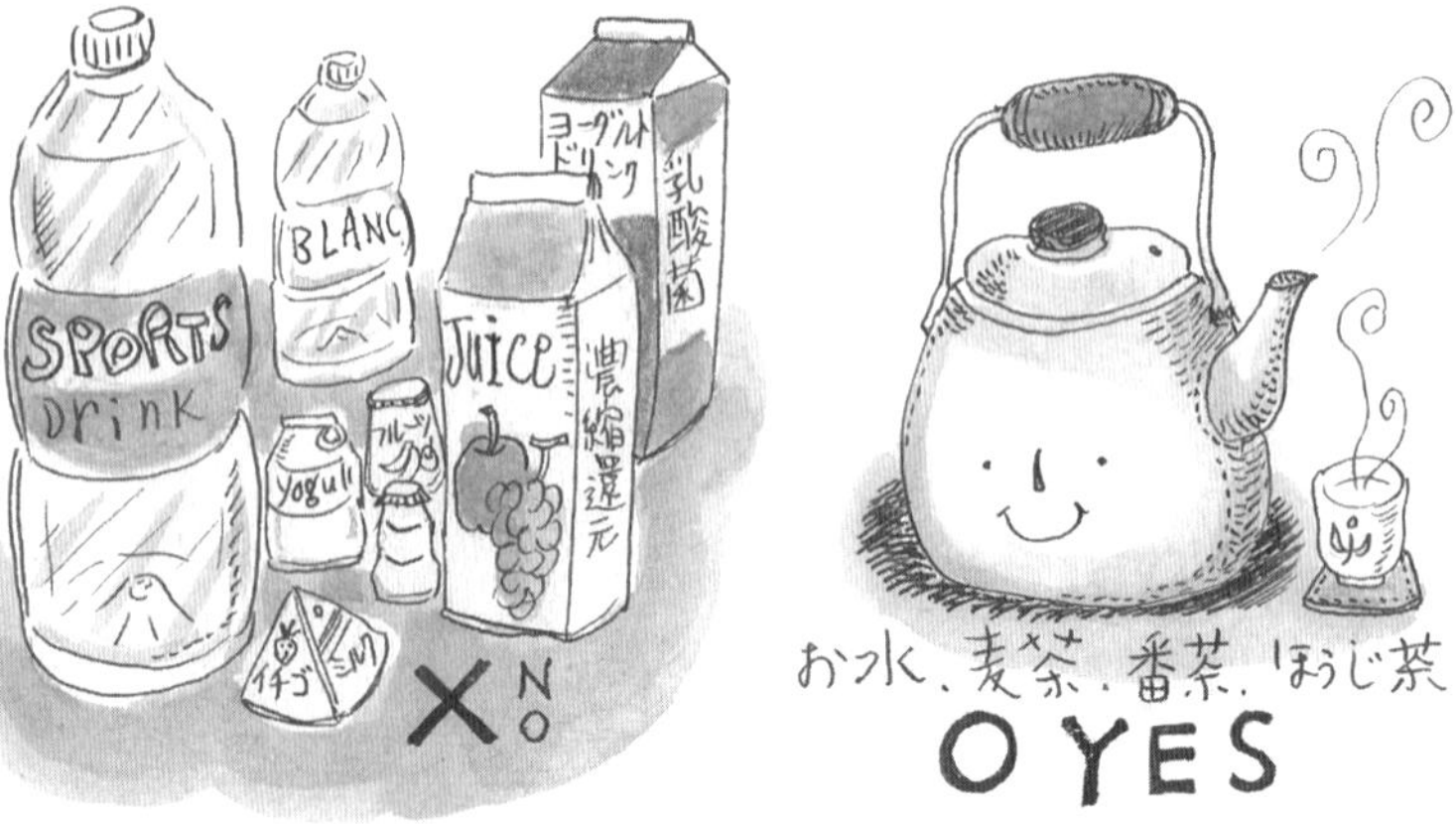

歯になっていったのです。

よく聞いてみると、お子さんに哺乳瓶で乳酸飲料をずっと飲ませていたそうです。お母さんはむし歯が心配だったそうですが、お子さんは便秘がちで、お義母さんの勧めで乳酸飲料を哺乳瓶で与えてから便通がよくなって、お子さんも喜んで飲むし、楽なので、夜昼なしに飲ませていたそうです。

生えてくるそばからむし歯になってしまうのは、ごく稀で、私の20年の経験でも、この1人だけです。むし歯で生えてくる歯はありません。

哺乳瓶には甘い飲み物を入れないでください。甘みを感じないくらいのスポーツ飲料でも、哺乳瓶に入れて飲ませていると上顎にむし歯ができやすいのです。

②初期で見つければ削らずにすみます

保健所に入る前、大学病院の障害者歯科治療部で臨床に従事していた頃は、乳歯のむし歯は本当に進行が速い、うっかりすると、すぐに神経にまでいってしまうと思っていました。半年ごとの健診のたびにむし歯を見つけて削っていました。今考えると本当に恥ずかしいことです。思い出すたびに申し訳なく思います。当時は、他の先生方もそうしていて、それが普通だと思っていました。むし歯ができてしまうのは仕方がないと思って「早期発見・早期治療」に努めていました。

その後、障害のあるお子さんに地域できめ細かい対応をしたいと思って、大学病院を辞めて保健所に入りました。健診を担当して、乳歯のむし歯は意外と進行しないものだと気づきました。治療が必要な「むし歯」になってしまう前に、初期むし歯が正確に診断できれば、嫌な治療は避けることができるのです。目からウロコでした。そ

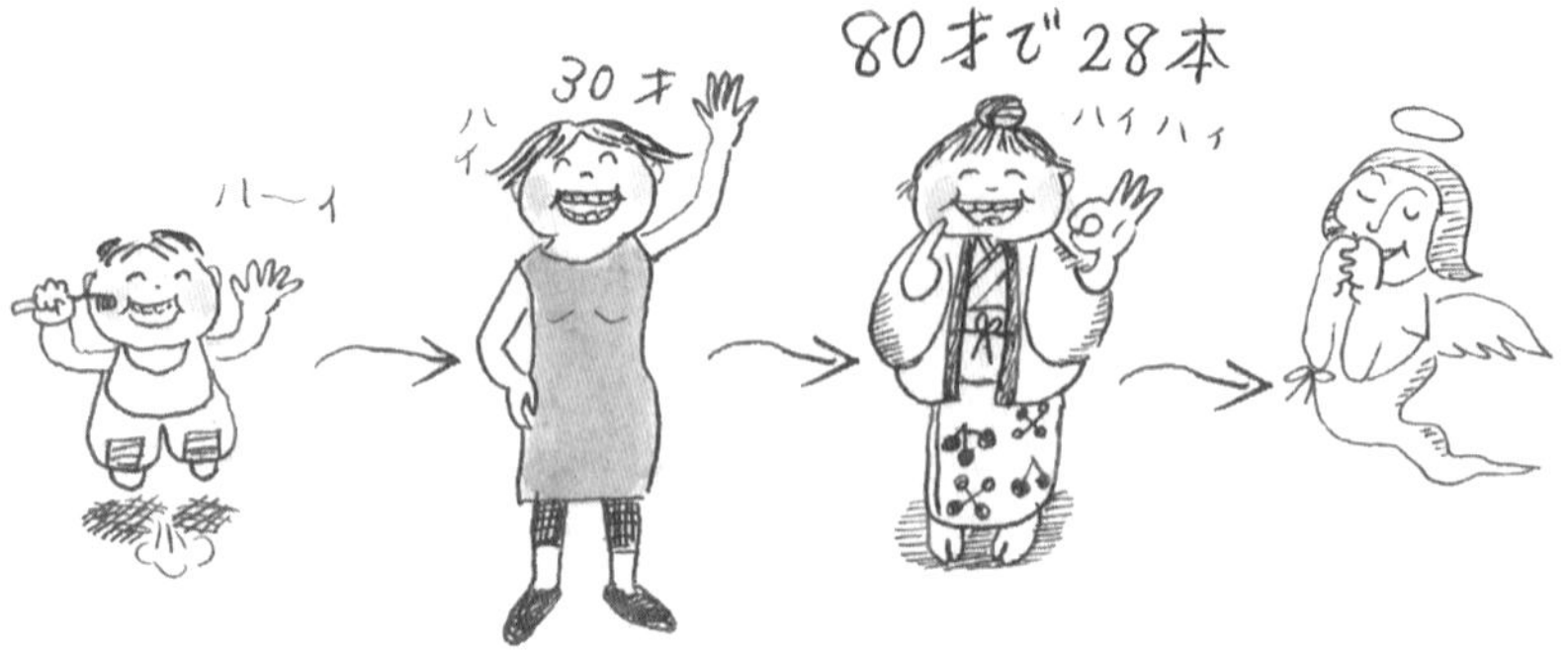

れから、すっかり健診にはまってしまいました。

歯は削らないのが最善です。

「この子には、一生、歯を削ることなく過ごしてほしいですね」

と言うと、数年前までは、

「そうできると良いですが……」

と、そんなのは夢物語、きっとむし歯がいつかはできるだろう、できて当たり前、という反応が多かったのですが、最近は、

「はい。そうしたいです」

と答えてくれる保護者の方が増えてきました。

削らずにすますためには、どうしたらいいでしょうか？

初期で診断し、適切なケアをして、適切な介入ができる歯科医に定期的にチェックしてもらうことが大切

です。

従来の歯科健診では、むし歯の進行を止めるという視点が欠けていたのではないでしょうか？　歯は食生活を正直に反映します。より健康な生活を送るために、歯からのメッセージを受け止めることは大切だと思います。

花まるむし歯をめざしましょう。

③こじらせたら治療が大変です

どんな病気も、手遅れになると治療が困難になります。難症例といわれるほとんどが発見が遅れたケースです。手遅れでは、診断は容易で、治療はむずかしくなります。風邪をこじらせて、肺炎になってから点滴をするのが普通の治療、というのは変ではないでしょうか？　穴が開いたむし歯は、初期むし歯をこじらせてしまった状態です。手遅れになってから、削って詰めるのが普通の治療でよいのでしょうか？

歯の表面では、脱灰と再石灰化を繰り返しています。つまり、たえず溶けたり治ったりしています。それを、食事のたびごとに「ミニむし歯」ができたり治ったりしている、と言う人もいます。脱灰が起きても、その後、修復すれば問題ありません。きれいな唾液にさらされていれば歯の質は強くなっていきます。それで、歯の面が唾液にさらされるよう、歯ブラシで歯垢を取り除いておくことが大切なのです。

人間の身体には、健康を保とうとする力が備わっています。環境の変化に対して、身を守ろうとする適応能力です。むし歯予防においても、自然治癒力を最大限に活かすことが賢明な方法です。あるレベルを超えると、もとに戻すことはできません。

放置しておけば、どんどん進行して悪くなります。そういう状態になる前だったら、生体のもつ自然治癒力で治るのです。その場合も、原因を放置してはいけません。まず原因を考えます。風邪の初期も、温かくして養生することが大切でしょう。多忙で無理をして体調管理を怠ったなどの原因に思い当たるかもしれません。むし歯も、原因になった食生活を見直すことが大切です。歯を甘いものにさらしすぎたかなという時は気をつけましょう。手を当てていたわること、歯の養生は丁寧なブラッシングです。

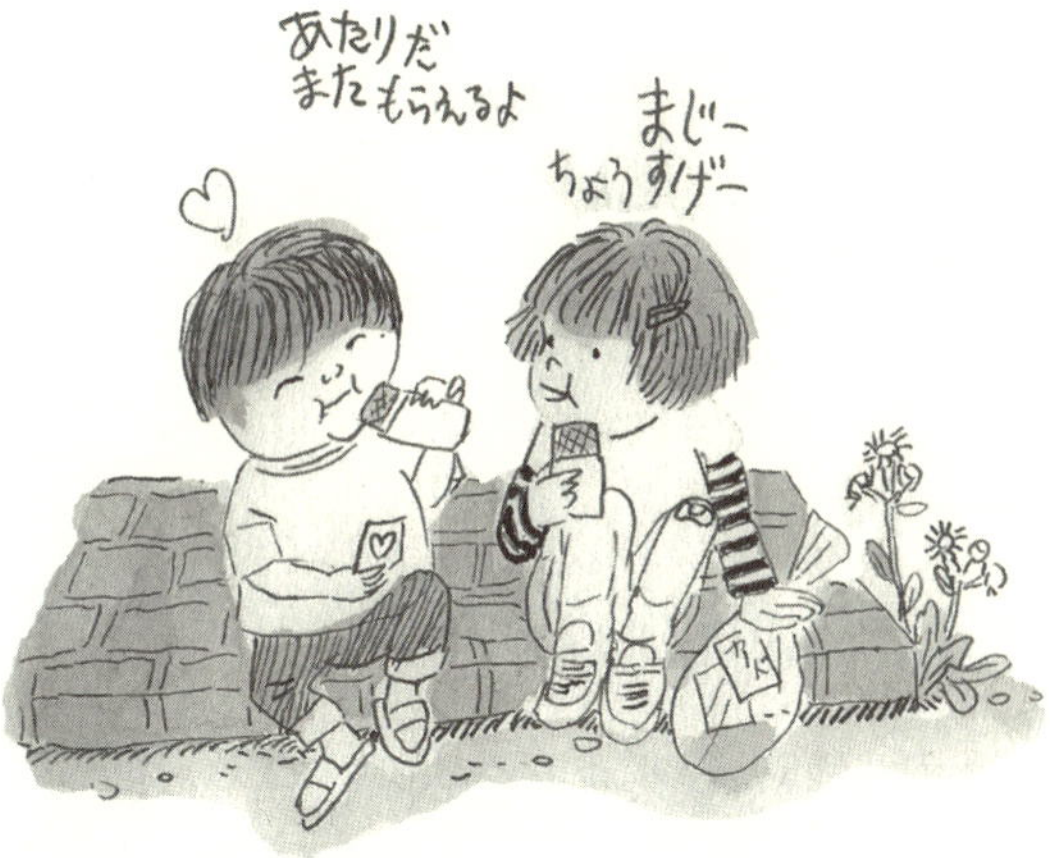
あたりだ
またもらえるよ
まじー
ちょうすげー

④初期むし歯をとめるのはお母さん、お父さん

　初期むし歯は、食生活とケア次第で止まります。まずは、溶けかかった状態を確認してもらってから、その原因を一緒に考えます。

「お母さん、ここ、むし歯になりかかっているんだけど、気がついていました？」

ときくと、

「ええ⁉　どこですか？」

「ここ。ここの白っぽいところ見えます？」

「ええ⁉　これがむし歯なんですか？」

「溶けかかりです。まだ本格的なむし歯ではないけど、ごく初期のなりかかりです。止まれば問題ありません」

「そういえば白っぽいですね。ここのところ甘いものが増えていたので気になってい

ました」

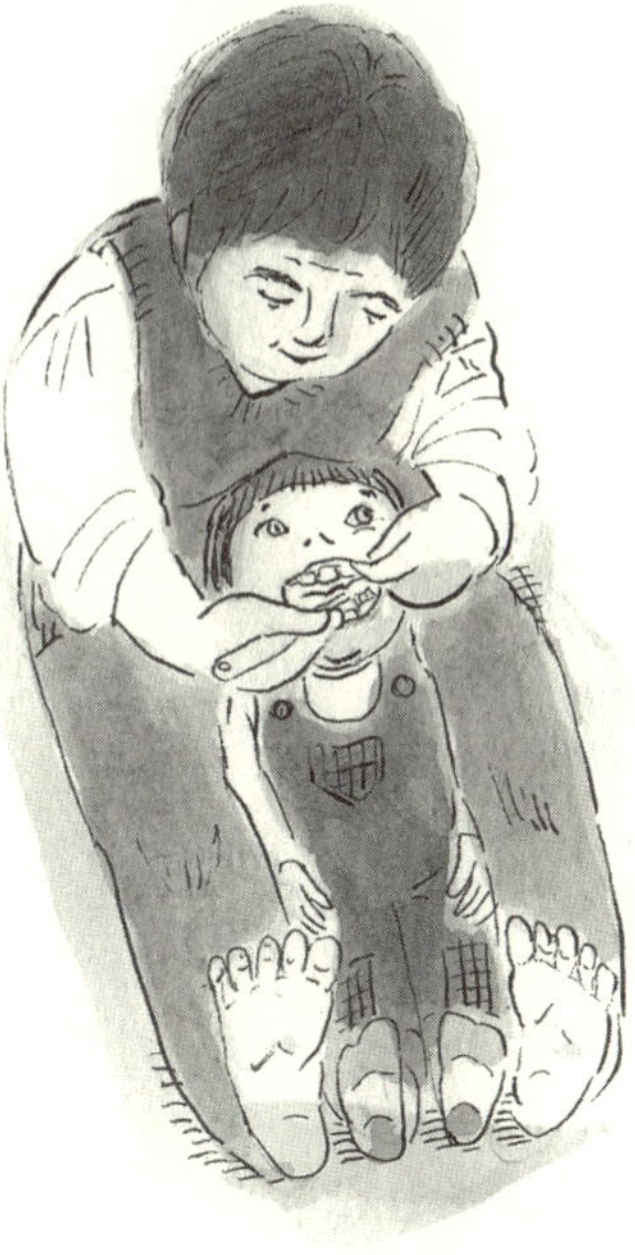

初期むし歯への対応は、保護者の方との共同作業です。初期むし歯を発見し、それが進行しないようにコントロールすることも、保護者の方の協力なくしてはできません。歯科医は脇役、主役はお母さん、お父さん、なのです。

　子どもの歯は、どんなものを食べたり飲んだりしたか、どんな手入れをしたか、食生活とケアを正直に反映します。努力すれば誠実に応えてくれる乳歯は、手をかける甲斐があるのではないでしょうか？　歯の表面で脱灰と再石灰化がたえず起こっています。

「進まなければ問題ないですが、ここは少し溶けかかっています」

止まれば問題ないから言う必要はないのかなとも思いますが、せっかくの歯からのメッセージですから、きちんと受け止めてあげたいのです。

「むし歯ができてしまった」ということにはマイナスの印象があるかと思いますが、止まっている、治すことができたむし歯には、負を正に転換した価値があると思います。それで、止まっているこの花まるむし歯には、

「これは勲章です。お母さんの努力の賜物です」と言っています。

この体験を歯とのつきあい方の基礎として役立ててください。そうすれば、永久歯は一生削らずに過ごせるのではないでしょうか?

⑤再石灰化で黒くなることもあり、黒いのがむし歯とは限りません

「この黒いのは、むし歯でしょうか?」

とよくきかれます。歯が黒くなっていると、むし歯かと心配になる方が多いようです。初期むし歯は黒くはありません。脱灰で溶けかかると白っぽくなります。表面がざらざらした、濁った白さです。白い歯の上に、白いヌルヌルした歯垢がついて、その下が白く脱灰してくるのですから、明るいライトの下でよく見ないと見分けがつきません。

初期むし歯が再石灰化すると茶色がかった黒い色になることもあります。

「むし歯が進んでしまったのではないか」

と心配される方も多いです。止まっても進んでも同じような色になるのです。白いま

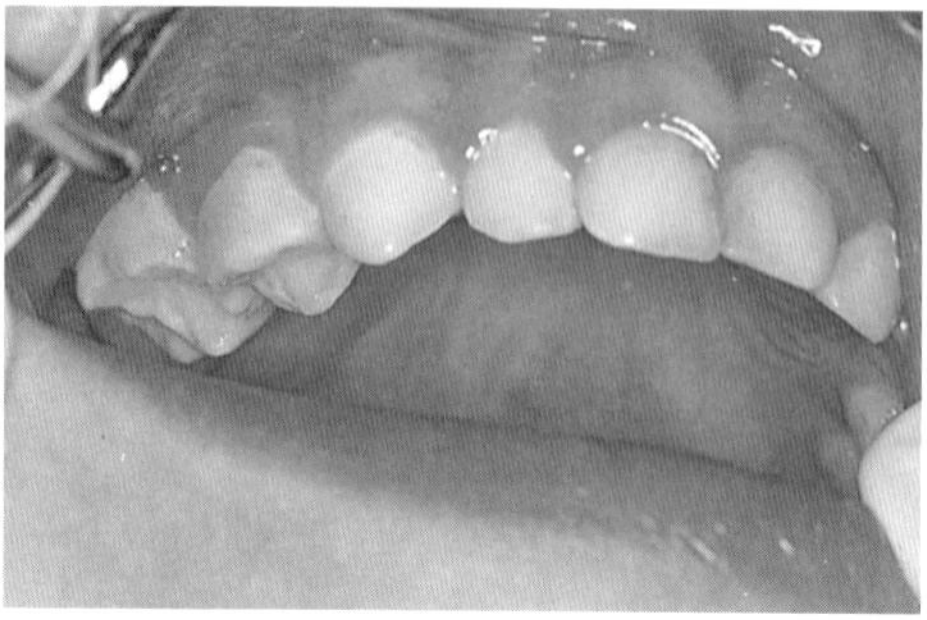

上の奥歯の歯ぐきとの境目が溶けかかって
白っぽくなっています

ま硬くなることも、全くわからない色に治ること もありますが、黒っぽくなることが多いです。

唾液の性状は人さまざまで、種々の要因で変わります。再石灰化する力も変化します。甘いものを間断なく口にしていると、再石灰化する暇もなく脱灰が起こる状態が続きます。ほんの一口でも口腔内にいる菌には格好の餌です。そんな食生活から初期むし歯が発生します。

初期むし歯は白いということがだいぶ浸透しているのか、

「この白いのは、むし歯でしょうか？」

ときかれることもよくあります。たいていの場合、むし歯ではありません。本当に、家で観察しているだけではわからないことが多いものだなと思います。いや、もっとわかるようになってもらえればと思います。

前歯のむし歯は止まりやすいものです。お母さんが、「これ、むし歯でしょうか?」と前歯のむし歯を心配してみえる時は、多くの場合、奥歯にも溶けかかりがあり、そちらのほうが危険です。

「奥歯の方が進みやすいから気をつけてください」

「こっちは気づいてなかったでしょう? 今日、来てもらってよかったです」

と言って、原因を一緒に考えます。多くの場合、田舎に帰っていて甘いものが増えたとか、幼稚園に入って友達と遊びながら食べるようになった、などの食生活の変化等、なんらかの原因が思い当たります。歯は正直に食生活を反映します。

⑥茶渋のような色がつきやすい子はむし歯になりにくい

歯が黒くなってむし歯かと心配されるものは、だいたいは違うと言いましたが、では何か？　一番多いのは、口腔内の常在菌の一種である黒色色素産生菌による着色です。わかりやすいように、「茶渋のようなもの」と言っていますが、お茶を飲まなくてもつきやすい子がいます。

「ちょっと黒くてかわいそうだけど、この色がつきやすい人は、むし歯ができにくいですよ」と言うと、お母さまもほっとした表情をされます。

「私たちの口の中には、何百種類、何億個というバイキンがいて、勢力争いをしています。黒い色をつけるバイキンは、むし歯をつくるバイキンと仲が悪いので、黒い色がつきやすい人は、むし歯ができにくいですよ」

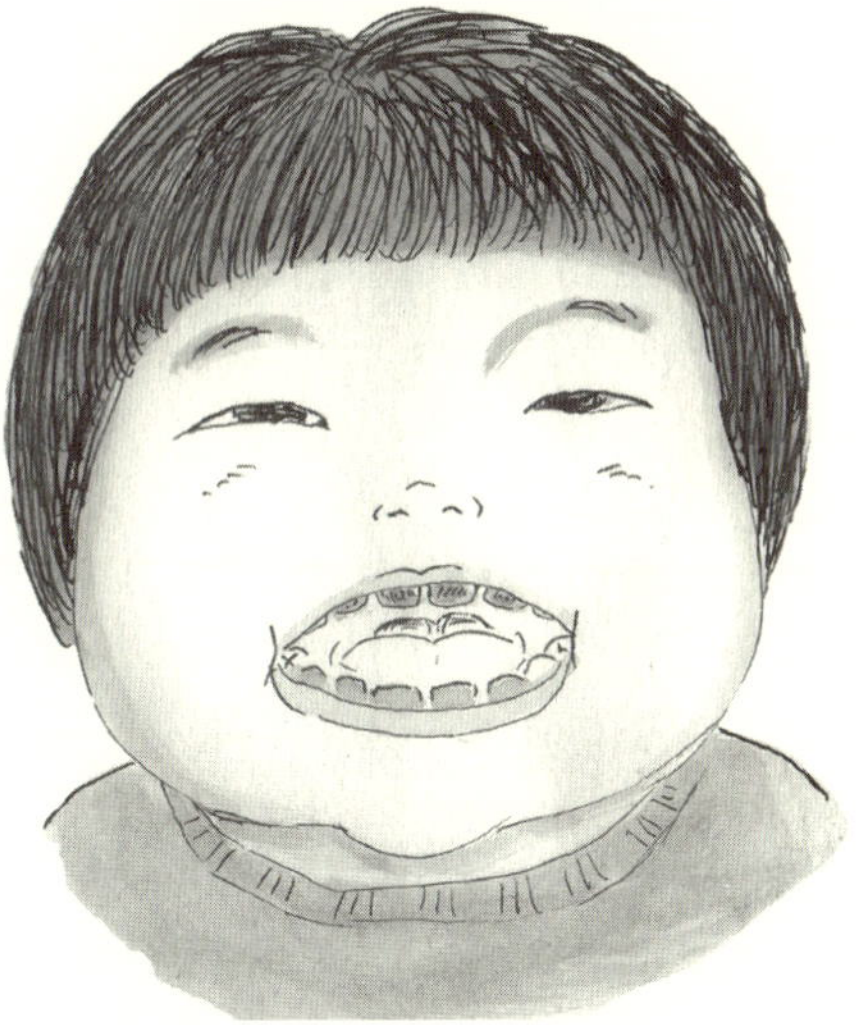

と話しています。黒色色素産生菌は数種類あり、それらが、むし歯の原因になるミュータンス菌を抑えてくれるのです。

「色がどうしても気になったら、歯医者さんでみがいてもらえば取れるけど、悪いものではありません。見た目だけの問題です」

色がつく部位も、色の濃さやつき方もいろいろです。見えないところにつけてくれればいいのですが、前歯の目立つところに黒い斑点状の着色がたくさんつくこともあります。

「歯磨剤で少しは落ちますが、色は無理にこすり取らなくてもいいですよ」

と話しています。

奥歯の裏側など見えないところに黒色色素産生菌の着色がある場合は、

「ラッキーですね」

と言っています。

それでも、奥歯の溝のところなど、むし歯になりやすいところが黒くなっていると、見分けがつきにくいので慎重になります。ほとんどの場合は、むし歯ではないのですが、時々、仲が悪いはずの両方の菌が活躍してしまうことがあります。色が取れて、着色であることを確認できると、ほっとします。

その3

むし歯とがんはちょっと似ています

①突然できるものではありません。治るくらいで見つけましょう

「がんとむし歯が似ているなんてとんでもない」と、がん研究者に言われたことがあります。

「がんは命に関わる病気だから、多くの学者が必死になって研究し、患者も必死になって知識を求めるけど、むし歯は命を失うわけじゃないでしょう」と。

確かに、死ぬことは稀ですが、いくつかの点で、やはり似ていると思います。

がんの発生には必ず原因があり、自然にできるものではありません。そして、必ずプロセスがあり、時間がかかります。1個のがん細胞が臨床的に診断できる1センチのがんに成長するまでには、数年から20年近くかかります。小さながんは、できたり消えたりしています。間違ってがん細胞ができても、個体のほうに免疫力があれば増

殖を許しません。それが、なんらかの拍子に勝手に増殖を始め、だんだん悪性細胞が増えてコントロールが効かなくなった状態が臨床がんです。

むし歯の発生にも必ず原因があり、自然にできるものではありません。そして、必ずプロセスがあり、時間がかかります。歯の表面が脱灰して、穴が開き、神経にまで進んで痛みが出るまで、月単位、年単位の長い時間がかかります。

どちらも臨床症状がまったくない時に見つけるのはむつかしいものです。

初期病変を指摘されても、「え⁉　なぜ⁉　本当⁉」が多いです。しかし、信じられないくらいのうちに見つけないと手遅れになりがちです。

がんを宣告された人の多くが、ストレスだったり過労だったり、思い当たるふしがあると言います。それでも、

「なぜ⁉　私が、がんですって？」最初に告知を受けた時は「頭が真っ白になった」という人が少なくありません。私もそうです。7年前に乳がんを体験しました。信じられない、信じたくない、人生観が変わりました。しかし、多くのがんが治ることで希望が見えます。早期に見つければ命を落とさずにすみます。むし歯も、治るくらいで見つければ削らずにすむのです。

②死に至る病と恐れられたのは昔のこと。治療法が変わりました

かつて不治の病と恐れられていたがんも、今では、4人に3人は治る時代です。病気の概念が変わった点でも、がんとむし歯は似ているような気がします。早く見つければ大丈夫です。それでも、がんは恐ろしい病気であることに変わりはありません。

一昔前は、本人には病名を告知しないのがふつうでした。悪化する病状を不審に思う本人に隠す家族も辛い思いをしました。今でも知らせない家族もいますが、治療の主役は患者本人です。

従来は、がんは手術可能なら外科的切除が最適とされてきました。再発・転移を防ぐ目的で大掛かりな手術をしました。また、抗がん剤は、がん細胞と同時に正常細胞も殺しました。副作用の苦しさに、がんで亡くなったのか、抗がん剤で亡くなったの

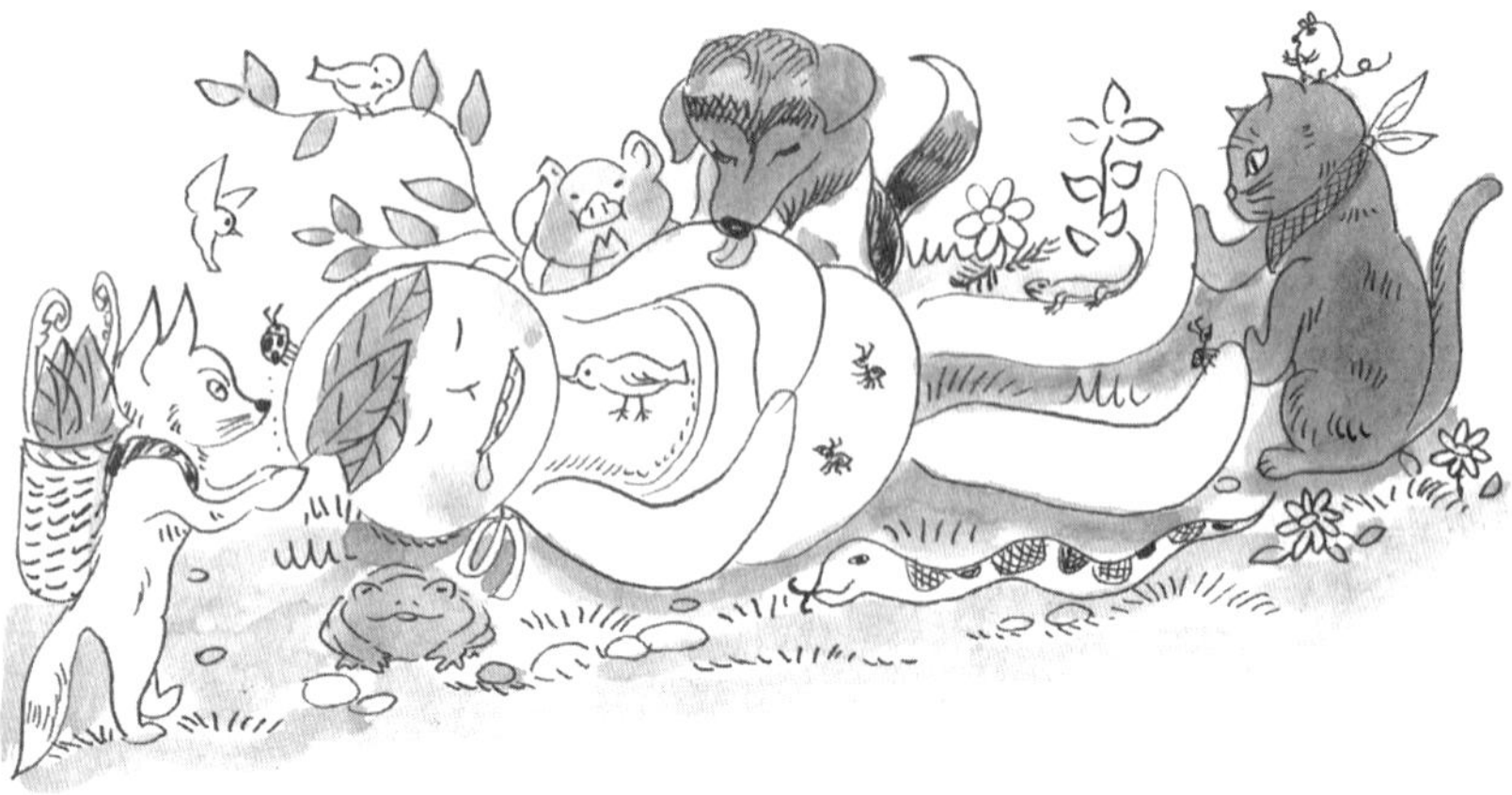

かわからないくらい壮絶な闘病も少なくありませんでした。
最近は、がん細胞だけを狙い撃ちする放射線療法や、薬も個人の感受性にあわせて選ぶオーダーメイド医療が進んでいます。しかし、適時診断、的確治療ができずにリンパ節への転移を見逃すと治療は困難になります。
むし歯も昔は、再発しやすい所は削っておく「予防拡大の原則」によって悪い部分を徹底的に取りました。百年近く前から近代歯科医学の基礎だったその原則が、最近になって否定されました。今ではＭＩ（ミニマム・インターベンション）と言われる、悪い所だけをとる方法に変わってきました。材料学の進歩に負うところも大です。

がんの手術も縮小傾向にあります。再発を防ぐために広く切除していたのが、再発には無関係であるとわかり、むしろ組織を取りすぎると、体力を弱めることが明らかになりました。がんといえば外科、だったのが、今やチーム医療です。がんもむし歯も身近な病気です。自分の身体に起きた変化を早期に受け止めて、適切に対処していきたいものです。

③がんで死なない、むし歯で削らない、を目指しましょう

人間の身体には防御システムが備わっています。生きている限り、絶えず新陳代謝があり、細胞が作り変えられるときにミスコピーが生じます。それは免疫機能で排除されますが、そのチェックが加齢等で甘くなると、がんの芽となります。しかし、千個のがんの芽があっても大きくなるのは1個くらいです。転移しようと血管に入っても、血液の激流にのまれて多くが死んでしまいます。初期むし歯ができても、歯垢が守ってくれなければ唾液に洗われて進行できないことと似ています。がんもむし歯も根絶することはできませんが、がんで死なない、むし歯で削らないことは可能です。身体の変化を引き受け、抵抗力を鍛えて、上手につきあっていくことが大切です。

肝炎ウイルスに感染したからと言って、だれもが肝臓がんになるわけではありませ

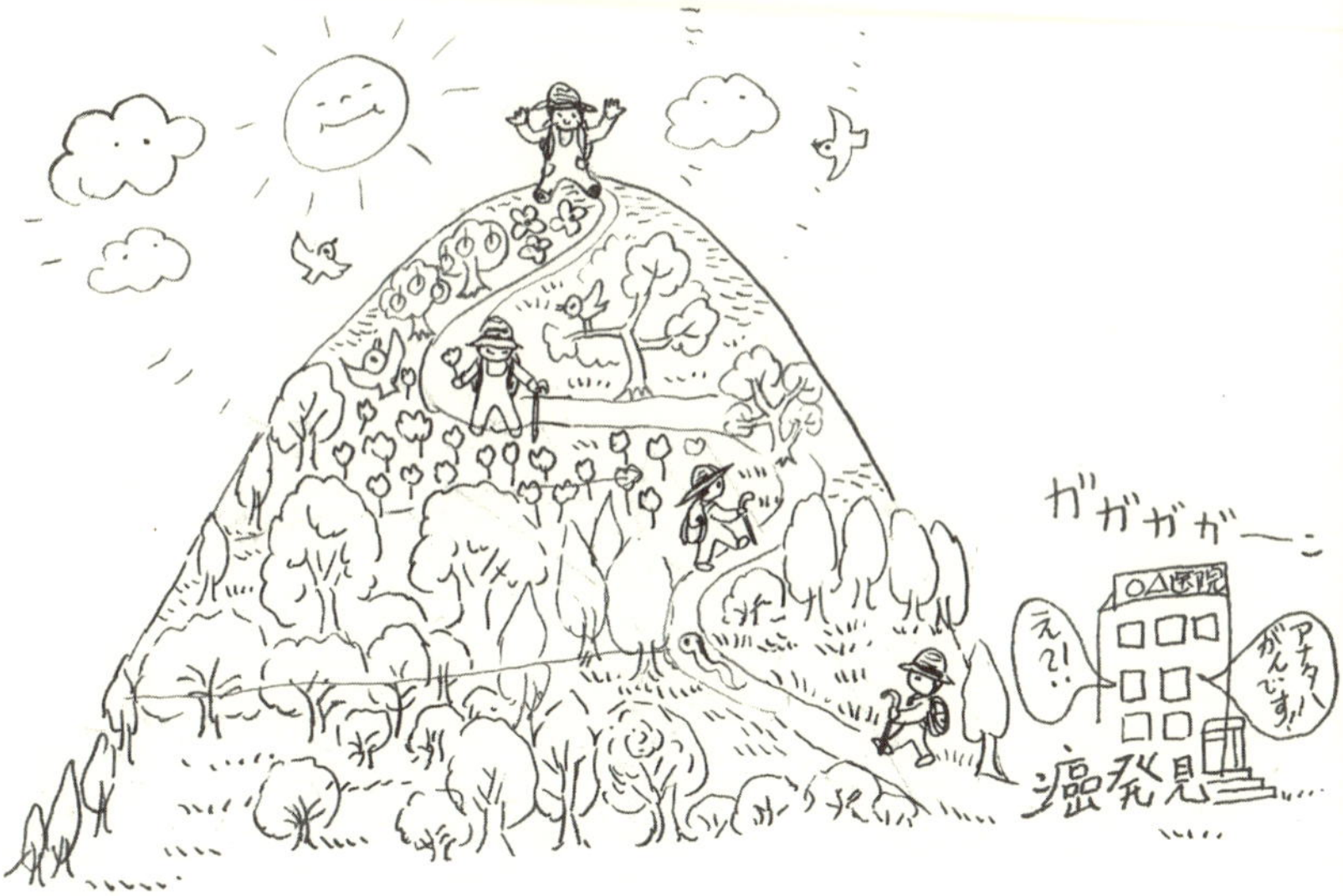

ん。肝細胞の内なる「がん化遺伝子」に変異が起こり、一部の人は長い時間をかけて、がんになります。自動車のアクセルとブレーキのようにがん化遺伝子と、がん抑制遺伝子があります。このバランスが破綻するとがん化が始まるのは、脱灰と再石灰化のバランスが崩れてむし歯が進行していくのと似ていると思います。人間には約３万個の遺伝子があります。どの細胞にも同じ遺伝子があるのですが、活動状態が違います。がんになる遺伝子は、誰もが持っていますが、暴発しなければよいのです。

がんの発生は、その人の生活スタイルにも左右されます。早期に正しい診断と適切な介入をすれば、臨床がんへの到達を寿命のゴールまで引き延ばし、天寿がんが実現できます。生活スタイルを変えることで、ある程度コントロール可能な病気である点でも、がんとむし歯と似ている気がするのです。

むし歯も、多少の脱灰があっても臨床症状が出ないで、天寿をまっとうするまで不自由なく噛めればいいのです。進行をコントロールして天寿むし歯になれば削る治療は不要です。私も墓場までもって行こうと思っている未治療のむし歯があります。成人では、むし歯より歯周病で歯を喪うリスクのほうが高いです。私は定期的に歯科医院でチェックを欠かさずに受けています。

④主治医を選んで伴走してもらいましょう

がん治療は、病院選びではなく医師選びだと、多くの人が言います。むずかしい治療になればなるほど違いが出ます。がんという病への学問的な深い知識や、最新の治療法を含む幅広い見識、豊富な経験に基づく診断力、治療後のケアに至るまでの総合力が必要です。

がんになって初めて、医師がこんなに違うものかと知った、医師選びは本当にむずかしい、と言う人も少なくありません。医師としての力量以上に人間としての相性も大事と多くのがん患者が言います。つまり、症例数が多く、よく勉強していることも重要ですが、患者とじっくり向かい合ってくれるか、コミュニケーション能力はあるか、不安な気持ちに寄り添ってともに歩んでくれるか、が大事です。歯科医も同じではないでしょうか。どちらも長いつきあいになります。生きている間、ずっとつきあ

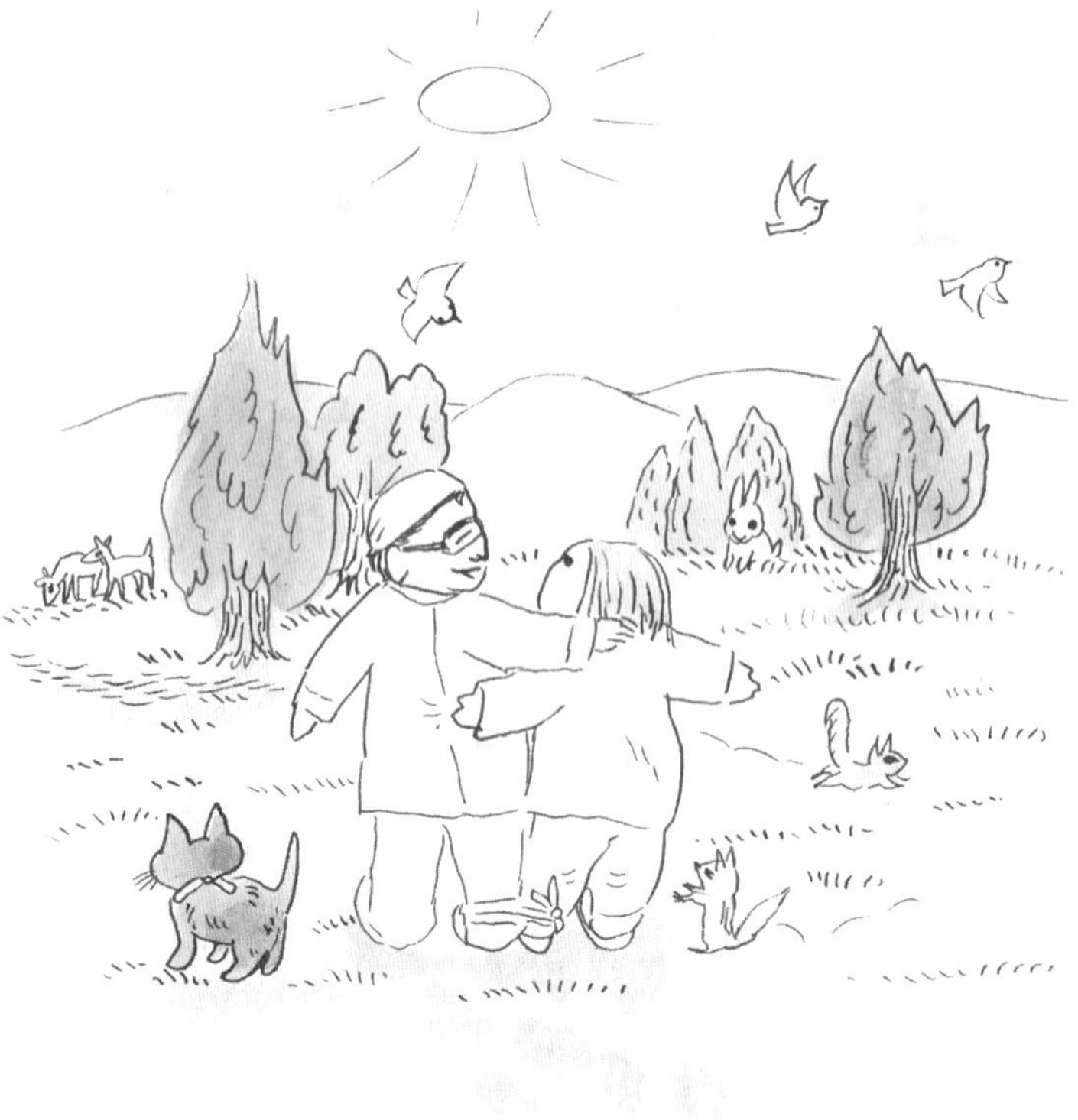

う人ですから、慎重に選びましょう。
　医師と患者の信頼関係は、はじめからあるものではなく、相互に創り出すものです。良い医師かどうか、自分で判断して選ぶしかありません。概して医者はむずかしい病気が好きです。手に余るほどの難しさでなく、実力が発揮できるくらいのむずかしさ、自分でなければ、と自負心とプライドをくすぐる病気には、寝食を忘れて取り組みます。また、自分の治療がうまくいっている時の患者はいとしい

ものです。誠意をもって懸命に治療してもうまくいかない、悪化していく時は、目を合わせるのも辛くなります。医学には限界がありますが、うまくいかない時に逃げずに踏み止まってくれるか、人間性が試されます。

患者も、思わぬ悪い結果がでた時に、二人三脚で立ち向かってくれる人か、医師を試しながら見抜いていかないといけません。しんどいことです。

本気になって伴走してくれる人を選ぶこと、自分の歯を大事にしようと思ったら、歯科医選びも真剣になって、試しながらパートナーシップを築いていくことが必要ではないでしょうか?

⑤患者が医療を変えてきました

　ここまで述べてきても、やっぱり、がんという命に関わる重大な病気と、むし歯という些細な病気は、あまりにも違いすぎ、共通点は少ないと思われるかもしれません。しかし、がん患者ががん治療を変えてきたことが、むし歯治療を変えていくことに活かせるのではないかと思うのです。従来のむし歯治療のままで本当に良いのでしょうか？　変えるべき方向性と、その進め方のヒントをがん治療の進展から学べるのではないかと思うのです。

　アメリカで、乳がん患者当事者の会が、患者の意思決定権を勝ち取ってきたのは、1960年代以来の公民権運動、女性運動の影響があります。医師の知識体系と専門性の権威に対する患者の闘いでした。その中で、自分のことは自分で決めるという患者の権利が培われてきました。自分のことは自分自身がいちばんよく知っている、他

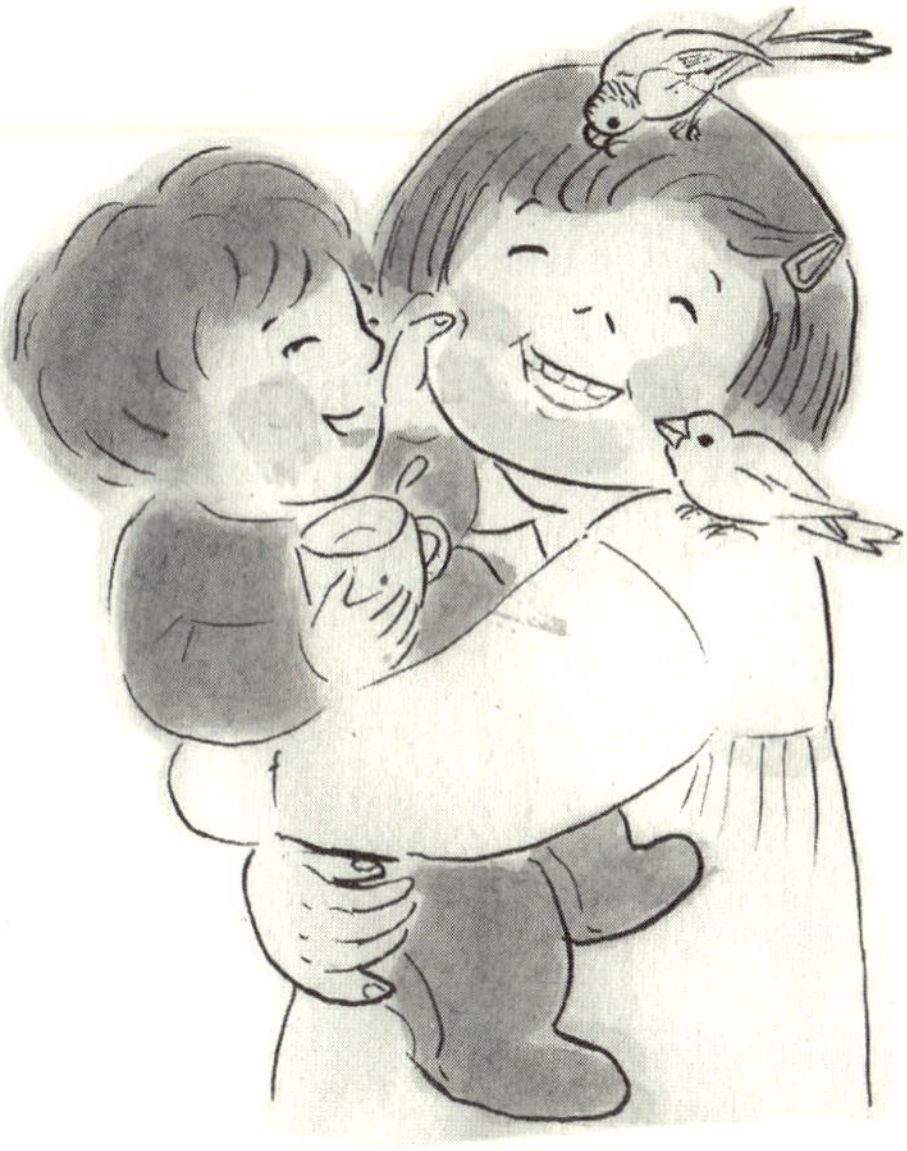

のだれにも自分の運命を決める権利をゆだねないという主張は、医療専門職のパターナリズム（温情的父権主義）に対立するものです。

長い間、お医者さん、歯医者さんの言うことにお任せし、逆らわないほうがいいと信じられてきました。今でも、そう思っている人は少なくないでしょう。セカンドオピニオンは市民権を得ました。「しぶしぶ」から「積極的に」までいろいろですが、大多数の医師が応じてくれます。その態度で、患者に対する基本姿勢を判断することもできます。医療の限界と不確実性もあり、医師も患者も同じ人間ですから、間違いも犯せば、能力的な限界もあります。しかし、健康で幸せにという願いを共有する同志としての信頼関係が不可欠です。人間としての共感から発した良い医療サービスを受けるためには、受け手の努力も必要です。

私は、むし歯は治りますと言ってきました。再石灰化を促していく主体は、お子さんと保護者だからです。受け手の側から歯科医療を変えていくことができるのではないかと期待するからです。

気をつけてほしいこと

削らないためのむし歯対策

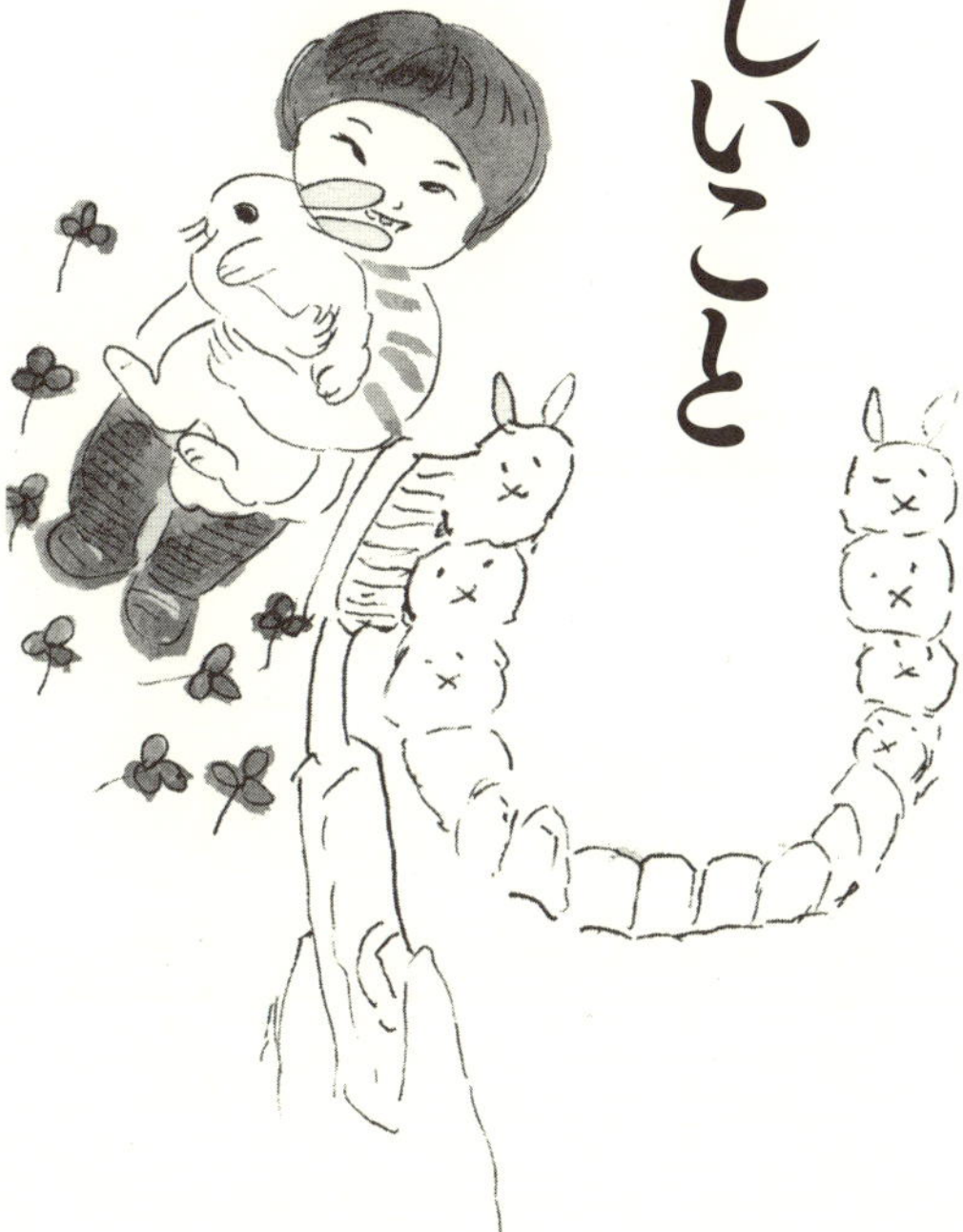

その1

なりやすい部位（好発部位）は決まっています

むし歯になりやすさは、歯の質、形、生え方など、個々人によって、たいへん違います。それでも、お子さんにあったケアをしていけば予防できます。どんなに歯の質が弱くても、いきなり穴が開くわけではありません。むし歯は、手遅れになってから対応するより、予防していくほうが楽だし、経済的にもお得です。

歯が訴えているメッセージを意識して、乳歯が永久歯に生え変わることも含めて、歯の変化を受け止め、取り組むことは、素晴らしいことだと思います。歯とは一生のつきあいです。よく観察し手間をかける価値があります。歯はそれに応えてくれます。

①歯の質、形、並び方で、むし歯になりやすさが違います

あらゆる病気の原因には、遺伝因子と環境因子がともに関係しています。むし歯も、遺伝的要因でなりやすさが違います。甘いお菓子をたくさん食べてもむし歯ができにくい子もいます。同じような食生活で、むし歯になるお子さんと、ならないお子さんがいるのは不公平な気がしますが、遺伝的な歯質の違いは大きいです。しかし、どんなに歯質が弱くても、むし歯は予防できます。また、もって生まれた歯質も食生活と手入れで変化します。

乳歯は、永久歯より歯の質が薄く、甘いものにさらされると、すぐに反応します。しかし、子どもは唾液が多いので、そんなにむし歯にはなりません。また、どんなに弱く溶けやすい歯質でも、突然に穴が開くことはありません。

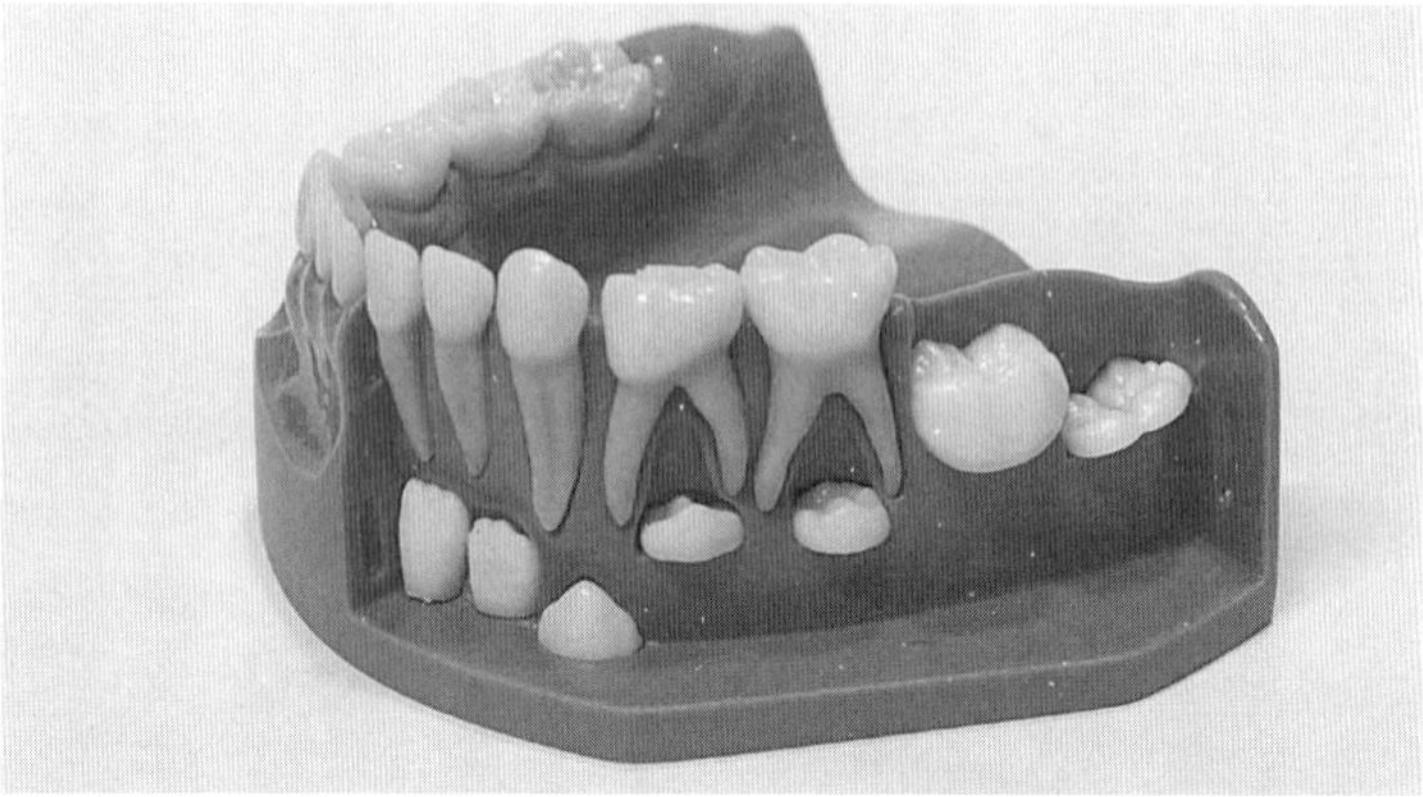
子どもの歯の模型。乳歯の下で永久歯が生える準備をしています

「もっと歯の質が弱くても、むし歯ができていないお子さんは、たくさんいますよ」と言うと、ほっとした表情をされる保護者の方もいます。歯質だけでなく、形、生え方、並び方、などでむし歯になりやすさが異なります。

歯質がよくても、油断していると溶けることがあります。逆に、どんなに弱い歯でも、気をつけていれば予防できます。奥歯の溝の形には個人差があり、半分歯ぐきに隠れているような生えかかりの時にむし歯になりやすいものです。

生えたての歯は、エナメル質が完全に成熟していないので、手入れ次第で質が変わります。生えかかりから1年は変化しやす

梨の花一輪

09.2.14 梨の木舎　〒101-0051千代田区神田神保町1-42　T.03(3291)8229　F.03(3291)8090　nashinoki-sha@jca.apc.org

『むし歯って
みがけばとまるんだヨ』
3刷　岡田弥生著
定価1500円＋税　ISBN978-4-8166-0802-5

著者の岡田弥生さんとは、友人で杉並区議だった富沢由子さんの会でおあいした。富沢さんは革新議員として環境や健康や、教科書問題で獅子奮迅のたたかいをしていた。たしか石崎敦子さんのお宅にみんなが1品もって集まった、新年会だった。男性は、ほんの2、3人。中国の女文字の研究者の遠藤織枝さんもいらしたかもしれない。20人くらいの一家言ある女性たちでもりあがった楽しいパーティだった。岡田さんは杉並の健診歯科医をやっているという自己紹介だった。数日後にミニコミ誌「歯の根草の根」をおくっていただいた。

私の年齢（ベビーブーマーといいますか）では、たいていの人が多分歯に悩まされてきた。学校でも家でも歯みがきのことをそんなにうるさくはいわなかったし、1本の歯ブラシを毛先が寝てしまうまで使っていたし、歯は朝みがくものと教えられていた。練り歯みがきなんてなかった。「ライオンの歯みがき粉」だった。口に含んだときむせた。練り歯みがきをはじめてみたとき、なんて贅沢なもの、と思った。チューブがピカピカだった。

昔のことだけれど、小学校時代仲良しの玲子ちゃんの家が歯医者さんだった。お父さんに歯を治療してもらってから、裏に回って玲子ちゃんと遊んだ。いつもおやつと甘くて薫り高いあたたかい飲み物をいただいた。その飲み物が、ミルク紅茶だと知ったのは、何年も後の話。

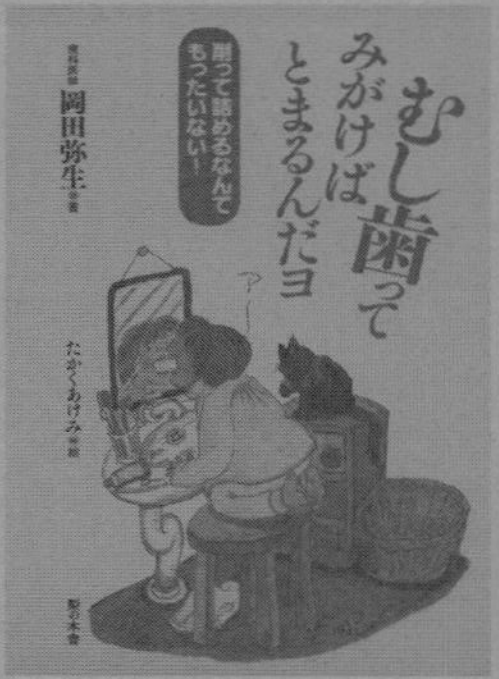

で、歯のはなし、硬くていい歯だといわれながら、やはり全部削って詰められた。母がむし歯にたいして無頓着だったとはおもえない。77歳くらいで、認知症になるまで、むし歯が1本もなかった。その母の歯が、ほとんど溶けてなくなって、数本しかないと気がついたのは母が退院してきてから。その数本もスカスカになっていたのだとおもう。2週間もたたないうちに、全ての歯が歯根だけになってしまった。

その半年の間に、母は大きなストレスにさらされた。左腕の骨折、そしてわたしの姉である娘の死、右足の骨折、入院。

岡田さんは、「初期むし歯はとめられる、とまっていれば大丈夫」と繰り返しいう。それを阻むものは、一つは初期むし歯をきちんとみつけられる歯医者さんが少ないこと。もう一つは、医療保険の問題。削って詰めて保険で、と歯医者さんは考える。歯は、歯だけの問題で片付かない。社会のシステムの問題でもある。2009年は、ガザへの空爆のニュースで明けた。子どもたちは例えようもない大きなストレスに晒されている。どういう社会を作るのか、消費者が判断し関わっていかなければ社会は変わらないと、著者は語る。そのメッセージが本書の魅力でもある。

（はたゆみこ）

いので、手入れし甲斐があります。1年くらいでエナメル質はかなり成熟して硬くなります。第二乳臼歯で学んだことを6歳臼歯（第一大臼歯）、12歳臼歯（第二大臼歯）で生かしてほしいと思います。臼歯では溝の凹んだところが一番むし歯になりやすく、山の部位は、まずむし歯にはなりません。

癒合歯という2本の歯が1本になっている歯は、乳歯にはしばしばみられるもので問題ありませんが、形によってはむし歯になりやすい場合もあります。

②年齢別むし歯対策

乳幼児の歯科健診では、明るい照明の下で、膝に寝かせて診ます。保護者に向かい合って抱っこしてもらってから、こちらの膝に、頭を寝かせてもらいます。

「向かい合わせで、ママと抱っこね。はい、コロンして、アーンしてね。ちょっとだけ、みせてね。すぐ終わるからね。はい、ありがとう」

と言いながら、なるべく手早く診ます。一番むし歯になりやすそうなところ、すなわち、好発部位は決まっています。

たえず唾液にさらされている部位は、唾液の自浄作用によって、歯ブラシを当てなくてもむし歯になりません。非常になりやすい部位と、なりにくい部位を知っておけば、仕上げみがきが手早くできます。

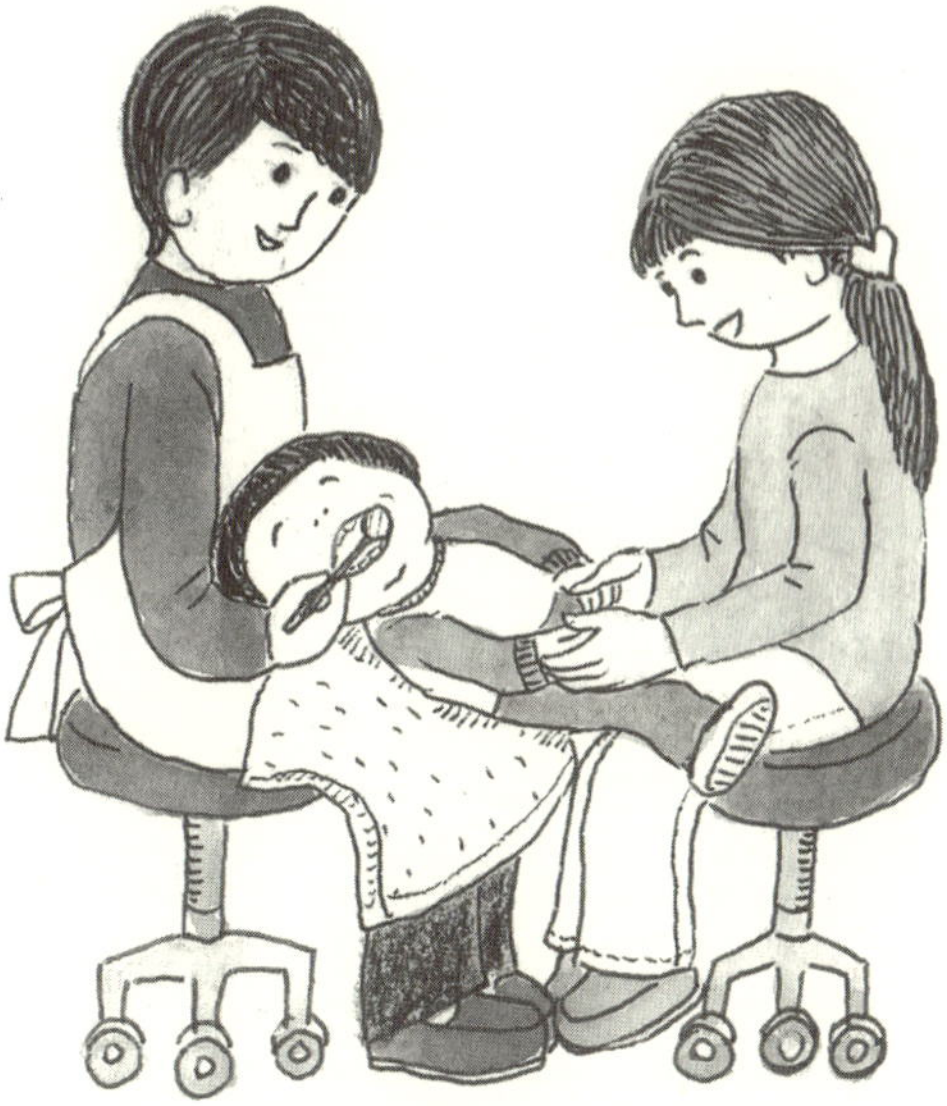

年齢別むし歯対策

1歳まで

最初に生えてくるのは下の前歯で、だいたい6、7か月頃です。もちろん、生え始めの時期も、生える順序もいろいろで、まったく問題はありません。

下の前歯はむし歯になりにくい歯です。それは歯の裏に唾液腺の開口部があるためで、まずむし歯にはなりません。ごくまれにできることもありますが、他の歯のむし歯がかなり進行してから最後にできます。ですから、下の前歯だけの時は歯磨き不要です。続いて、上の前歯が生えてきます。

1歳から1歳半

上下の前歯が4本ずつ生えそろい、仕上げみがきが必要になるのがこの時期です。上の前歯は、唇が邪魔をして、根元が磨きにくいものです。それで、歯と歯ぐきの境目のところがむし歯になりやすいです。でも、根元（歯頚部）のむし歯は、白く溶けかかっても止まりやすいので、要注意信号としてキャッチすれば、むし歯の進行を止めることができます。生える途中で溶けかかって、その時根元だったところが、歯が延びて真ん中あたりにくることもよく見られます。

上の前歯の裏側は、夜間授乳でむし歯ができやすいところです。

「ここ、むし歯になりかかっていますね。オッパイ飲んでいますか？」ときくと、表側はみがいていても裏側はみがいてなかった、まったく気がついてなかった、という方がほとんどです。

母乳とむし歯については次項で述べますが、なりかかりを見つけたら、まず「良いオッパイ」であることをほめます。

1歳半前後

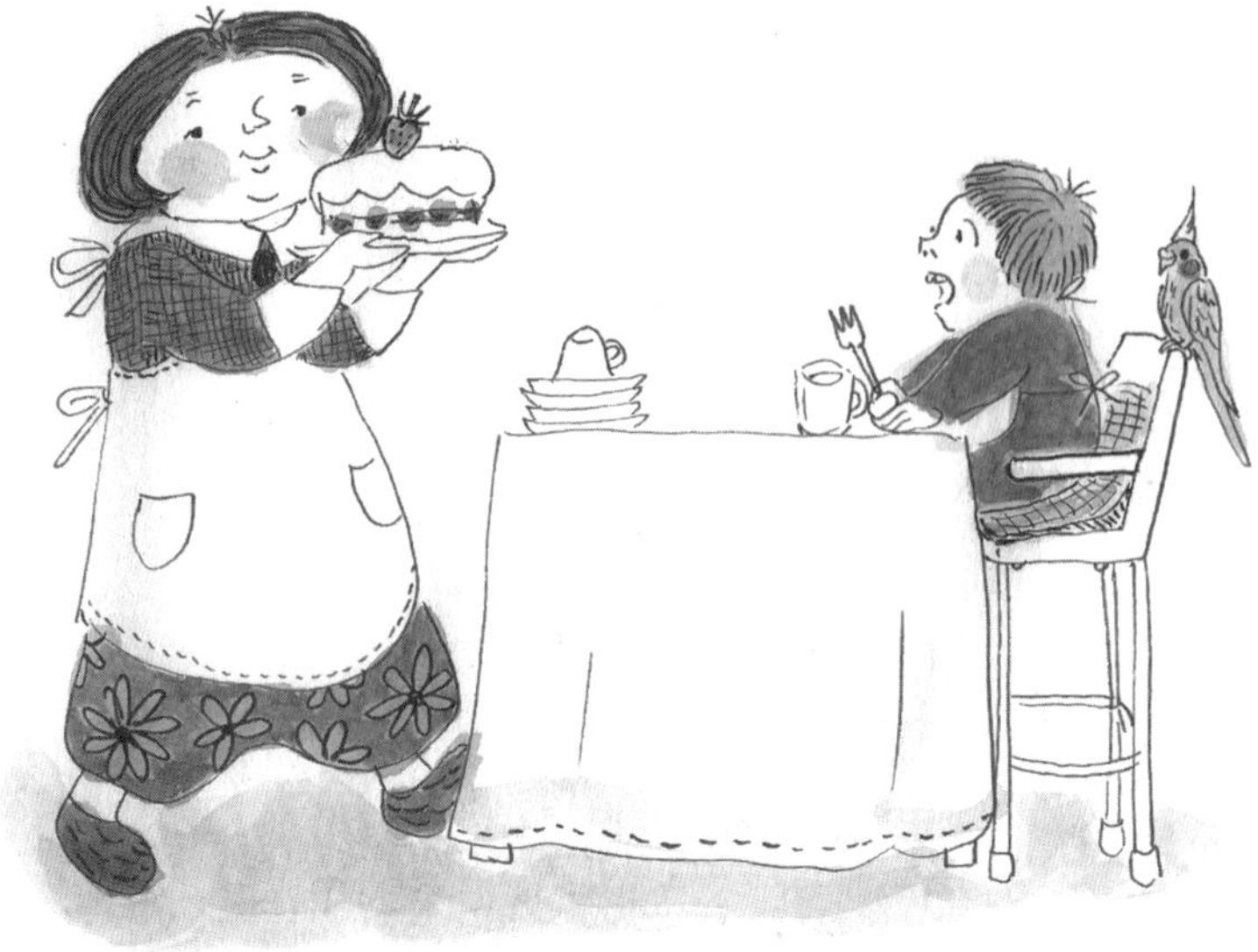

前歯が生えた後、犬歯（糸切り歯）をとばして奥歯の第一乳臼歯が顔を出してきます。そのあとに犬歯が生えて、1歳半では、上下左右4本ずつ16本の歯がある状態が一般的です。早い子は20本生えていますが、歯の生え方は、発達と関係ないので、遅くてもまったく問題はありません。離乳食の進み具合に少し不利という程度です。遅いほうが、仕上げみがきは楽です。

生えている途中は、むし歯になりにくい先端部から顔を出してくるので、哺乳瓶で甘いジュース類を与えない限り、生えてくるそばからむし歯になることはありません。しかし、一番膨らんだところ（最大豊隆部）をこえて顔を出して、根元に汚れが溜まるようになったら要注意です。

前歯の先端側の半分や、歯の唇側の最大豊隆部より先は、まずむし歯にはなりません。歯ぐきに近いほう、歯頚部といっている最大豊隆部よりくびれた根元の部分は、汚れが溜まりやすく取りにくいので、むし歯になりやすいところです。

1歳半から2歳半

上の前歯は、隙間があるかないかでむし歯になりやすさが全然違います。隙間がないとむし歯になりやすいので、3歳までデンタルフロス（糸ヨウジ）によるフロッシングが必要です。顎の骨が成長して隙間が空いてくればもう大丈夫ですが、フロッシングの習慣は、生涯にわたって歯の健康を保つ上で重要です。

隙間がなくて、上唇小帯という唇と歯ぐきを結ぶすじがきつくて唇を持ち上げにくいお子さんは、気をつけてみがいてあげましょう。

奥歯は、噛み合わせの面の溝がむし歯になりやすいのですが、とりわけ生えてくる途中から1年間くらいは要注意です。一番奥の見えにくく、歯ブラシが当てにくい部位に歯垢がたまりやすいのです。溝が深く複雑な形をしているところを重点的にみが

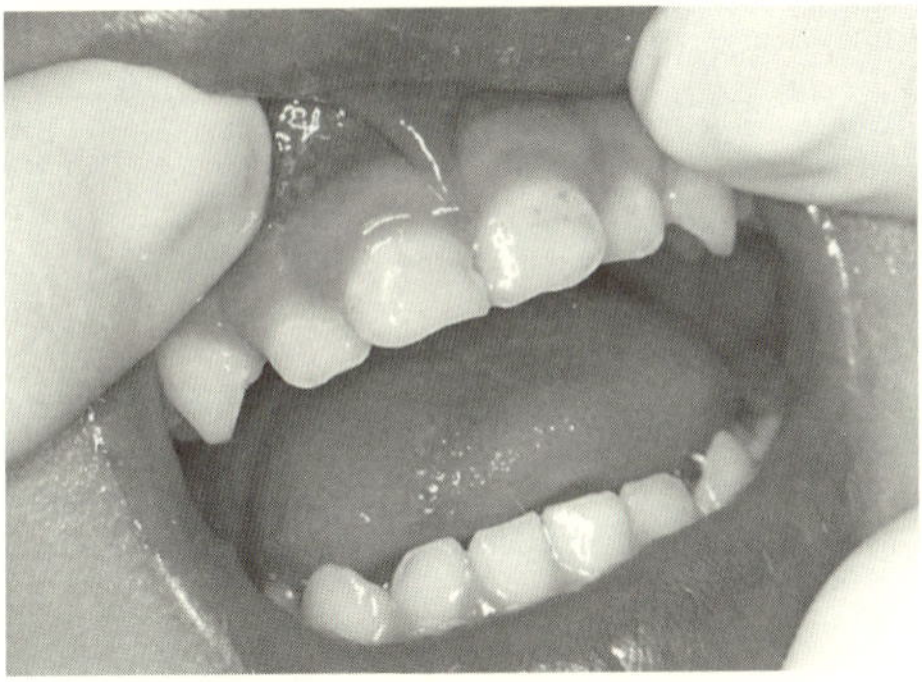

上の前歯の間がむし歯になっています。
これはみがけば止まります

きましょう。

上下左右4本ずつ計16本が生えそろって、歯みがきにも慣れてきた頃でしょう。毎晩の仕上げみがきも習慣化し、ほっと一息の時期かもしれません。最後の乳歯、一番奥の第二乳臼歯が顔を出すまでは、少し楽な時期が続くでしょう。

2歳半前後

すなおにみがかせてくれていた子が突然嫌がることがあります。自我が目覚める時期です。しばらく大変かもしれません。その頃に、乳歯の最後の歯、第二乳臼歯が生えてきます。

「お姉ちゃん（お兄ちゃん）の歯が生えてきたね！」

生えるスピードも個性があります。ゆっくり、じっくり時間をかけて生えてくるお子さんはむし歯になりやすいので要注意です。一番奥に隠れて出てくるので、みがきにくい状態が続きます。この歯は、次に生えてくる6歳臼歯に似ています。その練習だと思ってがんばってください。

「イヤだ、イヤだ」連発の時期に、みがきにくい奥歯が出て大変ですが、「嵐の2歳半」のあとには「魅惑の3歳」が待っています。

3歳前後

「前歯はだいぶ歯の質が落ち着いてきたから、もう大丈夫、むし歯にはなりません。これから奥歯に気をつけましょうね」

上の前歯も3歳過ぎればだいぶ楽になります。隙間がなくてフロッシングが必要だったのが、だんだん顎の骨が大きくなって、歯ブラシの毛先が通るようになれば、これ以降に前歯に新たなむし歯ができる可能性は低いです。その代わり、生えて間もない奥歯は、非常にむし歯になりやすい状態です。生えている途中で、歯ぐきと接している部分や噛み合わせの溝など、丁寧にみがいてあげてください。

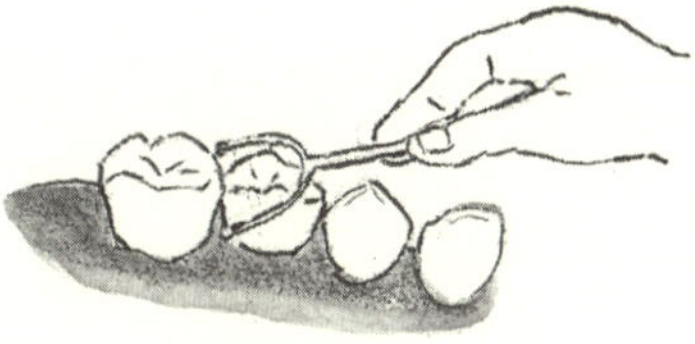

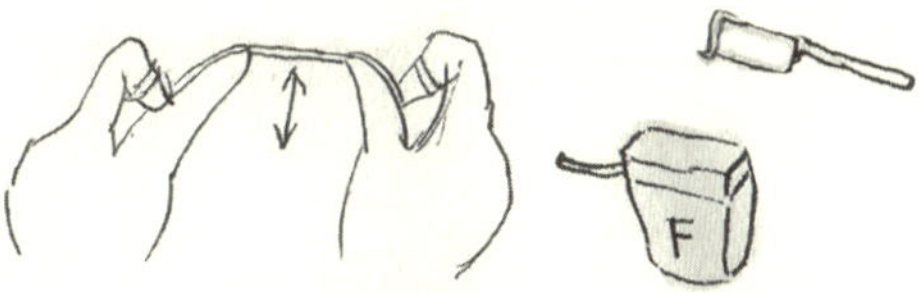

3歳から6歳

乳歯が生えそろったら、奥歯の噛み合せの面に歯ブラシをきちんと当てることと、奥歯2本の間のフロッシングが課題です。

「幼稚園の健診でむし歯なしと言われて、次の日に歯医者さんでむし歯8本と言われるのが奥歯の間です」と、しつこく言っています。見えないところにできていると、集団検診では見つかりません。レントゲンを撮れば分かります。フロスを通すと切れたりほつれたりすることでも発見できます。そういうむし歯を予防するためには、糸ヨウジでフロッシングするのが一番です。

歯と歯の間など、気づきにくいところにできてくるむし歯には、とくに重点的にケアしていくことが大切です。

6歳前後

そろそろ永久歯が生えてくる時期です。前歯が生え変わると、「永久歯だ！」とわかりやすいのですが、生え変わりでなく乳歯の奥から隠れて生えてくる6歳臼歯は気づきにくいものです。うっかりしていると、気づいたときにはもうむし歯、となりかねません。6歳臼歯まで、大人が仕上げみがきをしてあげてください。形は第二乳臼歯とよく似ていますが、永久歯の貫禄があります。永久歯の中でも一番丈夫で大切な歯ですから、この歯の生えかかりから1年間は、保護者の方がしっかりみてあげてください。第二乳臼歯と6歳臼歯の間もむし歯になりやすいので、フロッシングをお願いします。歯ブラシだけで、フロッシングをしないと、乳臼歯が抜けたあと、乳歯と接していた6歳臼歯の部分がむし歯になっていることがあります。

日本で育った今の大人の多くは、6歳臼歯と言われる第一大臼歯が治療済みです。再発、再治療を繰り返して、抜いてブリッジや入れ歯になっている方も少なくありません。生えかかりの1年間気をつけていれば、削らずにすんだのではないかと残念に思います。

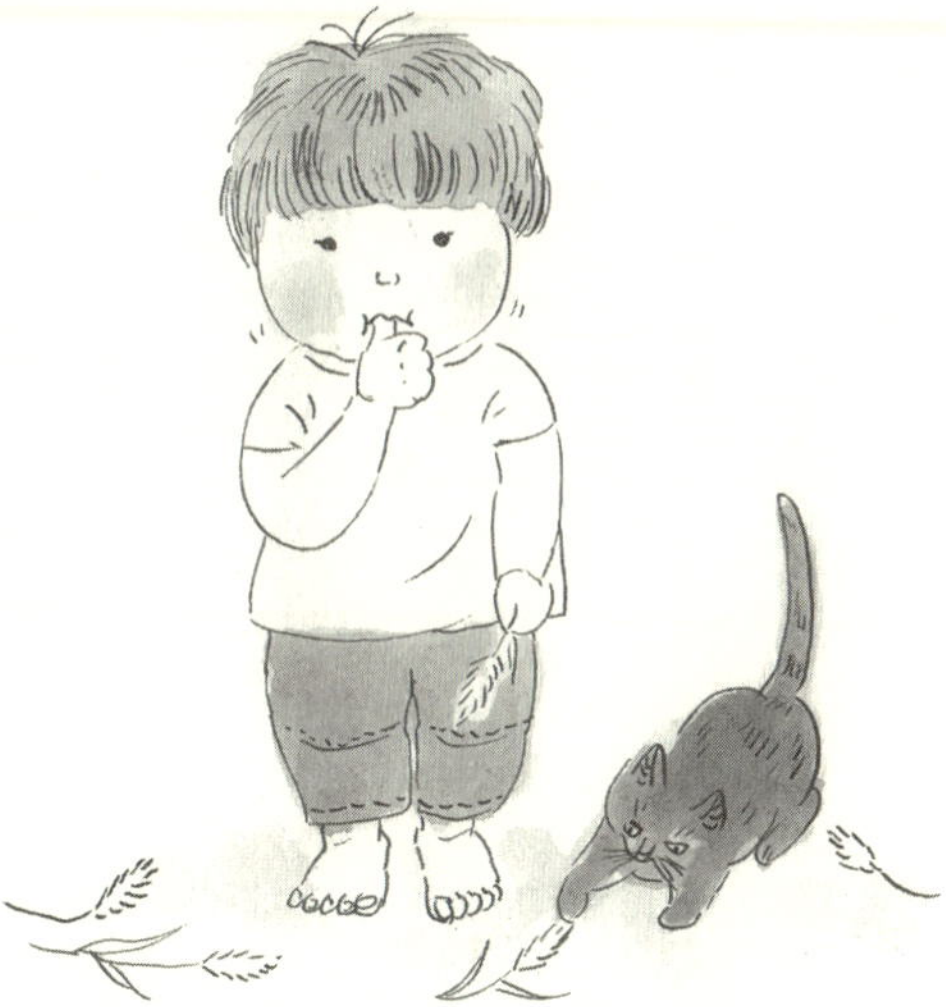

年齢別の問題では、おしゃぶり・指しゃぶりの影響もよく心配されます。むし歯にはなりませんが、噛み合せに影響することもあります。しかし、3、4歳までにやめられれば、永久歯列に影響することはありません。0、1歳の時は、指どころか手全体をなめたりしゃぶったりしています。これは大切なことです。目で見て手で取って口で確認して、認識を深め発達していきます。多くの場合、成長とともに自然に手が口から離れていきます。ずっと続くと噛み合わせに影響が出ます。おしゃぶりを早く取りすぎて、指しゃぶりに移行して、却ってとりにくいこともあります。禁止するのでなく、身体とのより良いつきあいを工夫しましょう。

③生活環境を反映した変化があります

㋐きょうだい関係とむし歯

口の中を診て、

「お兄ちゃん、お姉ちゃんがいますか？」

とついきくことがあります。いかにも下の子らしい歯垢がついているのです。

「やっぱり、わかります？　上の子の時は気をつけていたけど、つい甘くなりますね」

とお母さんも苦笑されます。兄姉と一緒になって食べたり飲んだりして、弟妹はむし歯になりやすいのです。

初めてのお子さんは、親もわからないことだらけです。

「1人でもこんなに大変なのに、2人になったらどうなるのか」と不安そうだった方

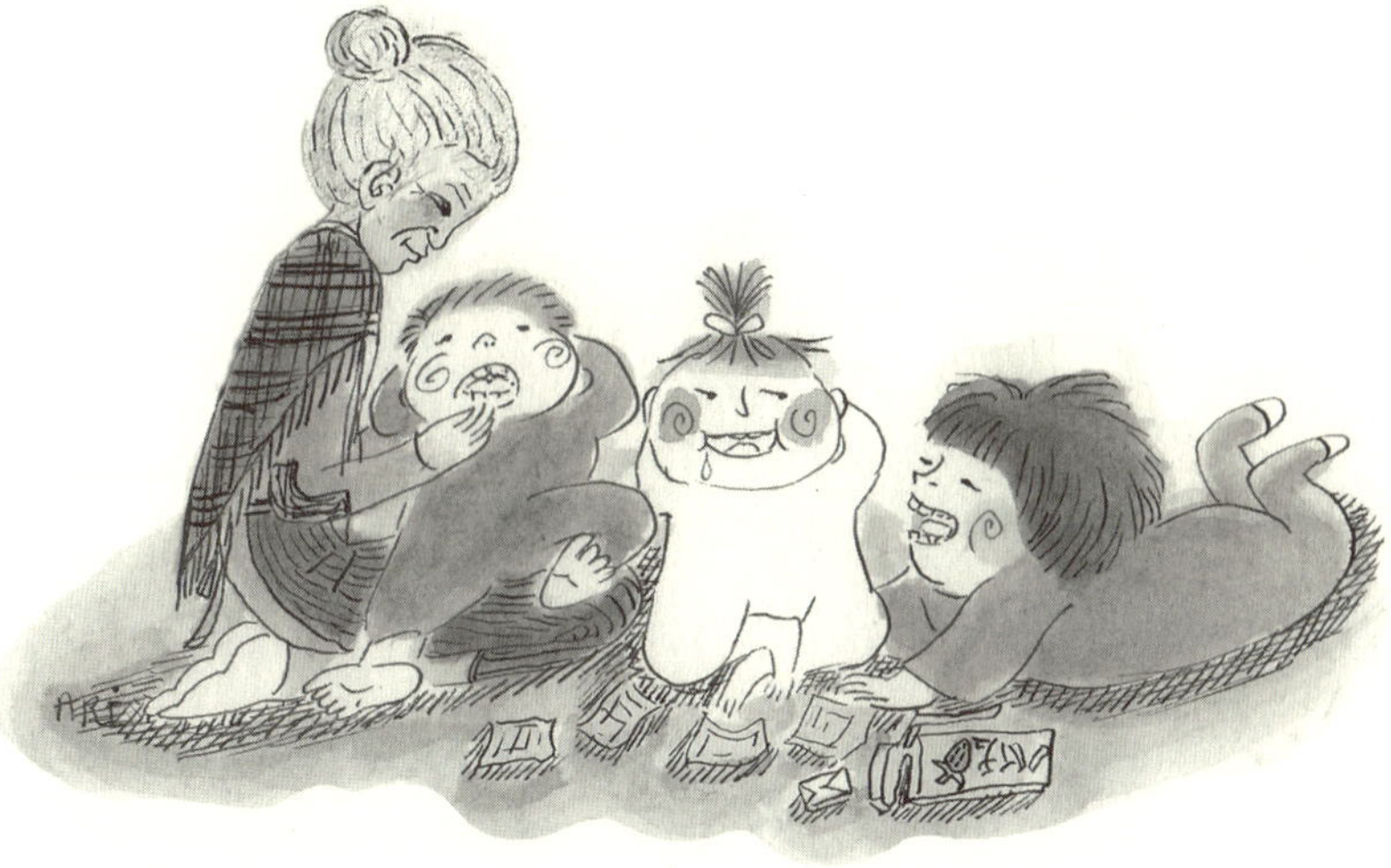

が、2人目、3人目とだんだん逞しくなって、4人目以降は多いほうが楽、なんておっしゃるお母さんもいます。もちろん、ご苦労は多いと思いますが、子宝は万葉の時代から金銀財宝にも勝るものと言われ、その通りだと思います。

逆に、上の子にむし歯ができやすいのは里帰り出産の時です。

「むし歯じゃないけど、ちょっと溶けかかっています。甘いものにさらされたかなあ……?」

「しばらく、出産で田舎に帰っていたものですから……」

「ハイチュウ（ソフトキャラメル）食べてます?」

「どうして分るんですか？」

「この初期むし歯は、ハイチュウやアメ、夏場のアイス、ジュースで出やすいんです」

「ハイチュウを喜ぶので祖父母が大きな箱で買って与えていました」

　里帰り出産は良い面もありますが、母子、祖父母ともに負担になることもあります。私自身、下の子のお産の時に、上の子にむし歯をつくってしまいました。ふだん一緒にいない祖父母に甘える良い機会だから、多少は食生活が乱れても仕方ないと思っていたのですが、出産で入院している間は、まったく歯みがきもせず、甘いものは食べ放題で、アメをなめながら寝てしまうような生活でした。仕上げみがきを再開して、はっと気づいたときは、もうむし歯でした。進行止めの薬を塗りました。フッ素と銀の薬で、「塗銀」といって、一昔前は歯科医院や保健所でも多用された薬ですが、今では杉並区でもほとんど塗りません。父親の産休、育休がもっと広がることが望ましいと思います。

イ 一番弱いところに影響が出ます

暴力は、力関係が明確で閉塞的な集団で起こりがちで、被害は一番弱いところに出ます。風通しのよい非暴力的な組織風土では、上下関係がゆるやかで、居心地がいいし、なにかあっても修復力があります。

口の中でも一番弱い所に最初に影響がでます。甘いものにさらされたまま、ケアされずに暴力的な環境に我慢していた歯が、ついに耐え切れずに溶けてきたのではないかという気がします。

「お母さん、この白いの見えますか?」

と、2歳半のお子さんの下の奥歯を見てもらいます。第二乳臼歯が生えかかりで、歯と歯ぐきの境目、歯頸部といわれるところが脱灰で白くなっています。

「これがむし歯のなりかかりです。ここから神経にまで進むことは、まずないですから、こんなのはむし歯なんて言わなくてもいいのですが、このままの食生活を続けていると、次に、噛み合わせの面が溶けてきます。噛み合わせの面のむし歯は進行が速いので、これは、そうならないための注意信号です」

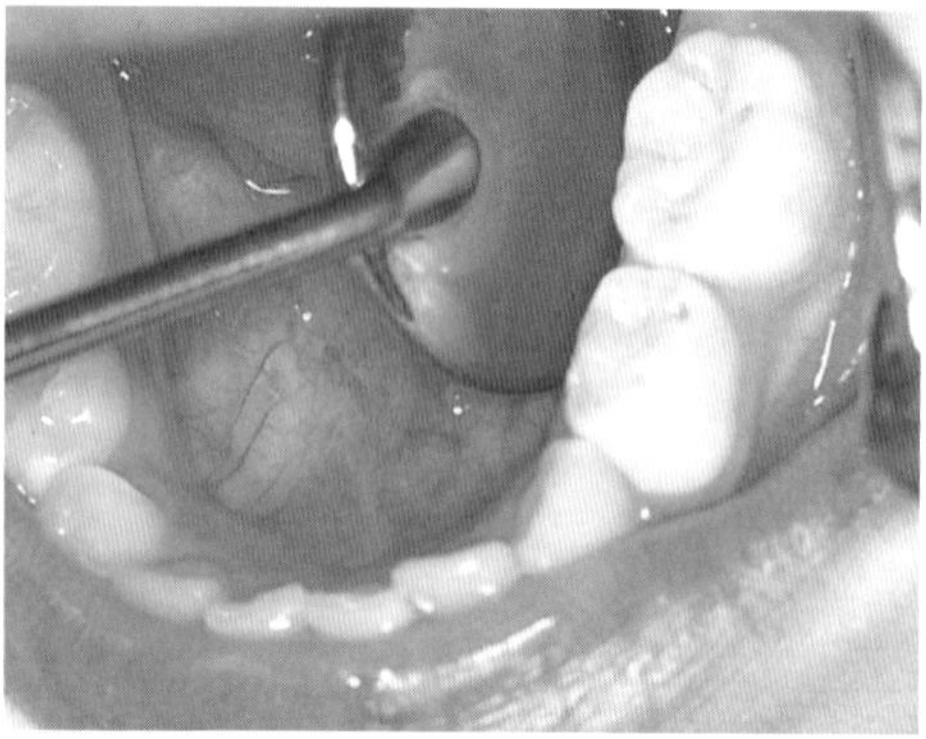

奥歯が溶けかかっています。
みがけば大丈夫です

「よく見ると、後ろの歯のほうが白いでしょう？　同じように甘いものにさらされても、弱い所に出やすいのです」と説明して、「なるほど！」と言ってくれるお母さんがいると、うれしくなります。一番弱い所が反応しやすいので、歯でも弱い所を重点的にケアしていきましょう。生えて間もなくから1年間くらい気をつければ、エナメル質が成熟して脱灰しにくくなります。

親は子どもに対して、自覚しているか否かにかかわらず、絶対的な権力者です。子ども自身も保護なしには生きていけない存在です。自立し自律して生きていけるよう、生きる力を育む育児が大切です。子ども自身の伸びる力を邪魔しないことが重要です。

ウ むし歯ができるわけがない部位がむし歯と言われたら誤診かも

時々とんでもないところがむし歯と記録されていることがあります。下の前歯は一番むし歯になりにくい歯で、ここだけがむし歯ということは、まずありません。他の歯に全体的に進んだあげくに下の前歯にもできることはありますが、一番できにくい部位だけがむし歯というのは、だいたい誤診です。

1歳で、上の前歯にむし歯がないのに、奥歯だけがむし歯、もまずありません。しかし、1歳半過ぎならありえます。特に、家庭環境、きょうだい関係から食生活をきいていくと、リスクが予測できます。むし歯ができる部位は、だいたい決まっています。

むし歯になるには原因があります。溶けかかりの状態で見つけて、

「なにか、思い当たることありますか？」

ときくと、食生活の変化、生活リズムの変化、歯みがきを嫌がるようになったなど、思い当たるふしがあるようです。あとで述べますが、危険な季節もあります。

乳歯は、正直に生活を反映しているのです。炭坑のカナリヤのように、人体が感じ

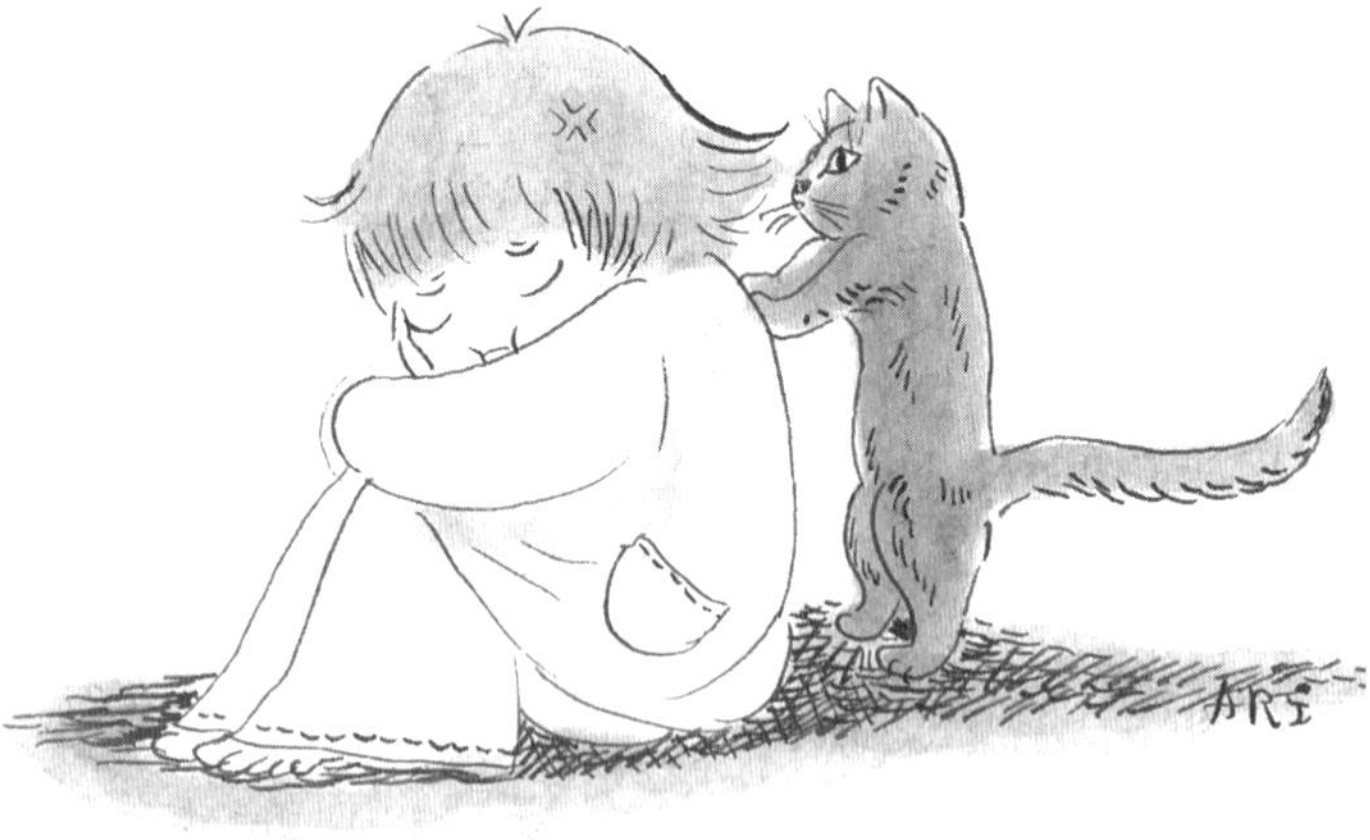

ないような異変をいち早く気づかせてくれる役割が、歯からのメッセージには含まれているような気がします。そのメッセージを無視して、むし歯が進んで神経にまでいってしまった時の痛みには、長い間ないがしろにされてきたことへの怒りと悲しみが含まれているのではないでしょうか？

歯が教えてくれる情報を正確に読み取ろうとすると、健診も奥が深いと思います。歯からのメッセージを確実に読み取り、保護者の方に納得してもらうには、結構、スキルとテクニックが必要です。健康な状態を維持するためにどんなサポートができるのか、次回の健診を何か月後に設定するのが一番いいのか、子どもをとりまく現実を考えなければいけません。口の中の状況から、これらを読み取り、今後の経過を予測することが歯科健診における診断だと思います。保護者の方と相談しながらの共同作業です。20年間やってきて、だいぶ読み取れるようになりました。軽い変化を正確に読み取っていくことが健康を保つ上で重要だと思います。できれば、このスキルとテクニックを伝えたい、せめて一人でも多くの保護者の方にわかってほしいというのが、私の切実な願いです。

エ 下の前歯はむし歯ができにくいが歯石がつきやすい

歯が生えてきた赤ちゃんの笑顔は格別です。最初に生える下の前歯が一番むし歯になりにくいのは、裏側には、唾液腺の開口部があるからです。自然に洗ってくれるので手間要らずできれいになります。親が慣れない離乳食などで子育てに余裕がない時期に、歯みがきに手間をかけずにすむよう神様が考えてくれたのかと思います。

育児書にも「歯が生えてきたら、仕上げみがきをしましょう」と書いてあるのか、歯みがきを始めるお母さんも多いようですが、むし歯になりにくい歯は、みがかなくてもよいのではないでしょうか？　もちろん、ケアして悪いことはありませんが。遊びながら歯ブラシに慣らしていくのもいいでしょう。本格的に仕上げみがきを始めるのは、上の前歯が4本生えてからで十分です。あまり早くから気負って始めて、肝心な2歳半ごろに手抜きになる方もいます。

下の前歯は、むし歯にはなりにくいのですが、歯石がつきやすいです。

「歯石は、歯医者さんで取ってもらったほうがいいでしょうか？」ときかれることもあります。

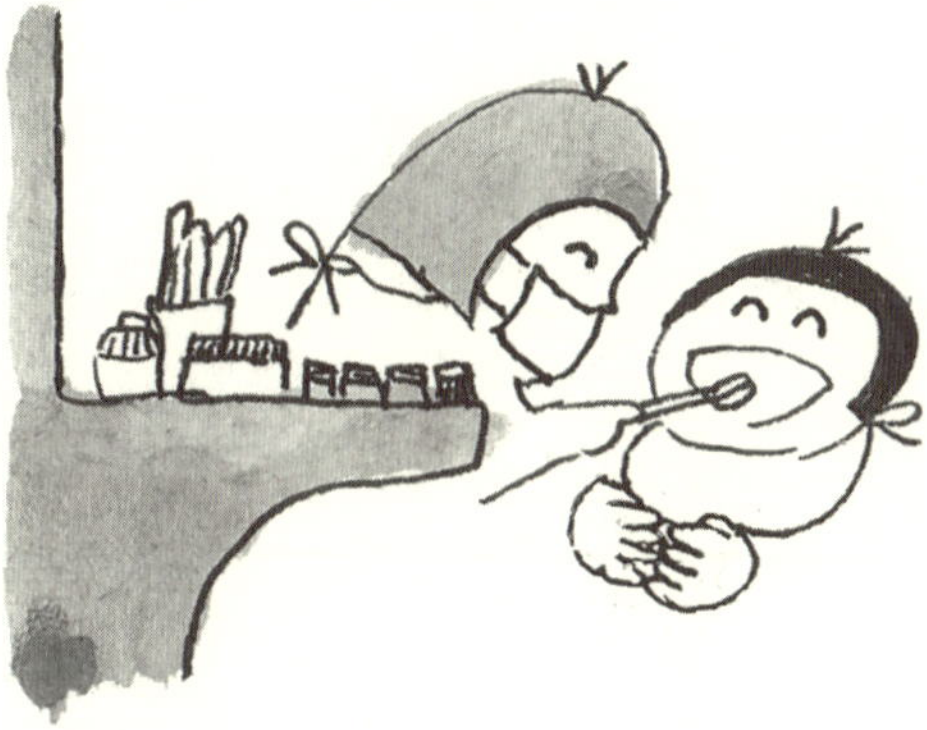

「大人の歯石は歯周病が心配なので定期的に取らないといけませんが、お子さんの歯石は歯周病にもむし歯にもなりませんから急いで取る必要はないと思います」

基本的に歯に歯石がついてないほうがいいので、取ることを勧める歯科医もいますが、嫌がるお子さんを押さえつけてまで取る必要はありません。無理なく取れるくらい成長してから、定期的にクリーニングを受ける習慣が大切だと思います。

むし歯になりにくい下の前歯が、むし歯の時は大変です。他の歯も全体的に溶けかかっているか、場合によっては立派なむし歯ができています。病気をして歯をみがけなかったとか、アメの味を覚えて、袋ごと与えていたなど、原因がはっきりしている場合が多いです。むし歯が神経にまで進む恐れがあれば、治療をしますが、できるだけ進行を止めましょう。治療を最小限にするために、原因を考えて対応することが大切です。

オ 吐きやすい子はむし歯になりやすい

下の前歯までがむし歯になりかかっている時、

「戻しやすいかしら？」

ときくと、

「そうです。車酔いや食べ過ぎで、ちょっとしたことですぐに吐いてしまいます」

と言われることがあります。

「どうして戻しやすいとむし歯になりやすいのですか？」

「吐きやすいお子さんは、胃酸の影響で、歯の質が全体的に弱くなるようです」

思春期の摂食障害で、過食と嘔吐を繰り返していたお嬢さんの歯が同じような状況でした。全体的に白っぽく、脱灰していました。きょうだいで、同じようなものを食べ、同じようなケアをしていても一方だけむし歯ができやすい、それも上の子ができやすい場合なども、きいてみると戻しやすい子だということがよくあります。

小さいお子さんが吐いてしまうのはよくあることです。歯みがきが嘔吐を誘うこともあります。そうすると、心配になって歯みがきを怠ってしまう方もいます。でも、戻しやすいお子さんも、成長するにしたがっておさまっていくことが多いです。一時的なものと思って、そのぶん、歯のケアに気をつけてください。お子さんの身体も消化管も成長していきます。子育ては、親を困らせることの連続です。手のかかる子、かからない子、いろいろですが、手のかかる子ほどかわいい一面もあります。また、トータルで帳尻を合わせるのかと思うくらい、どの子も何かで困らせてくれます。個性的な成長をゆったりと見守ってあげてほしいと思います。

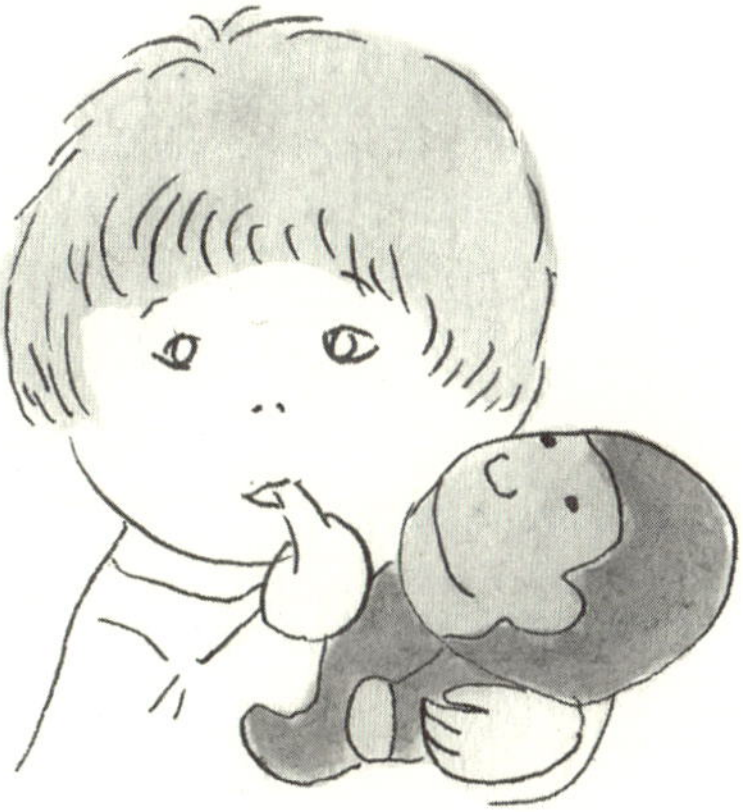

歯に現れた小さな変化は、身体からのサインです。いちいち指摘するまでもないほどの初期むし歯かもしれませんが、人間の身体は合理的な反応をするものです。自分の身体との対話を重ね、上手につきあっていくことは、大切なことではないでしょうか。

④フッ素に依存しないで、上手に使いましょう

「フッ素を塗ったほうがよいでしょうか?」

とよくきかれます。お友だちが歯科医院に塗りに行っている、引っ越す前の自治体では塗っていたなど、気になる方は少なくないようです。厚労省も歯科医師会も勧めていますから。もちろん、私もフッ素の効果を否定はしません。しかし、基本は食生活と歯みがきです。

「保健センターで塗ることもできますが、お子さんが嫌がらないなら塗っても悪くはないけど、塗らなくても食生活と歯みがきで予防できますよ」

と言うと、たいていのお母さんは希望しません。

日本では歯科医院での塗布が推奨されていますが、他の先進諸国で推奨されているのは家庭でのフッ素入り歯みがき剤の使用です。私も、うがいができるようになった

らフッ素入り歯みがき剤をお薦めしています。フッ素は歯の質を強化し、特に生えてから1年間くらいが効果的なので、2歳過ぎてうがいができるようになったら使うとよいでしょう。しかし、使わなくてもむし歯は予防できます。

日本人は薬好きの国民だと思います。海外生活が長い人の話を聞くと、先進諸国でも、軽い風邪や少しの熱では薬は出ません。日本では薬を出してくれる医者が好まれるようです。フッ素を塗りに行くのも、薬に依存する点では同じではないでしょうか？　国民全体の医療費より、自分だけは少しでも良くなりたいという気持ちかもしれません。

医療費をまかなう健康保険は、実は病気について支払われるもので、厳密に言えば、予防に保険は利かないのですが、フッ素塗布の費用はいろいろのようです。少しでも安く塗ってくれる歯科医院を見つけると得をした気分になるお母さんもいるようですが、フッ素を塗りに行っていてもむし歯ができるケースはけっこう多くあります（そのほうが歯科医院の収入は増えます）。

「歯医者さんで毎月フッ素を塗っていたのに、むし歯ができてしまった」と保健センターにつれてこられたお子さんは、お母さんが見てもわかる穴が開いていました。実際に、多くの歯科医院では、初期むし歯を見つけることもなく、ブラッシング指導もせずに塗っています。それで安心していいのでしょうか？

「塗りに行くんだったら、ただ塗るだけでなく、きちんと診てくれて歯みがきも教えてくれる歯科医院を選んでね」

と祈るような気持ちで言っています。何度も言っているように、個々人のリスクに応じて、定期的に診ていくのは大切なことです。単に治療すべきむし歯があるかどうか診るだけでなく、これから、どこに、どんなむし歯がいつ頃できそうか、それを避けるためにはどんなケアをしたらよいか、それを丁寧に教えてくれる歯科医院だったら塗りに行く価値があるでしょう。

初期むし歯は、フッ素に頼らなくても、食生活と歯みがきだけで治ります。初期むし歯が再石灰化すると、茶色っぽい色がつくことがありますが、フッ素塗布で色がもっと濃くなります。フッ素は再石灰化を促すので当然ですが、自前の唾液の力だけで再石灰化したほうが色はきれいに治ることが多いと話しています。

「あなたの力で治りますよ」と励ましたときは不安そうだったお母さんでも、実際に治ることを体験して自信をもち、輝いていく方が大勢います。

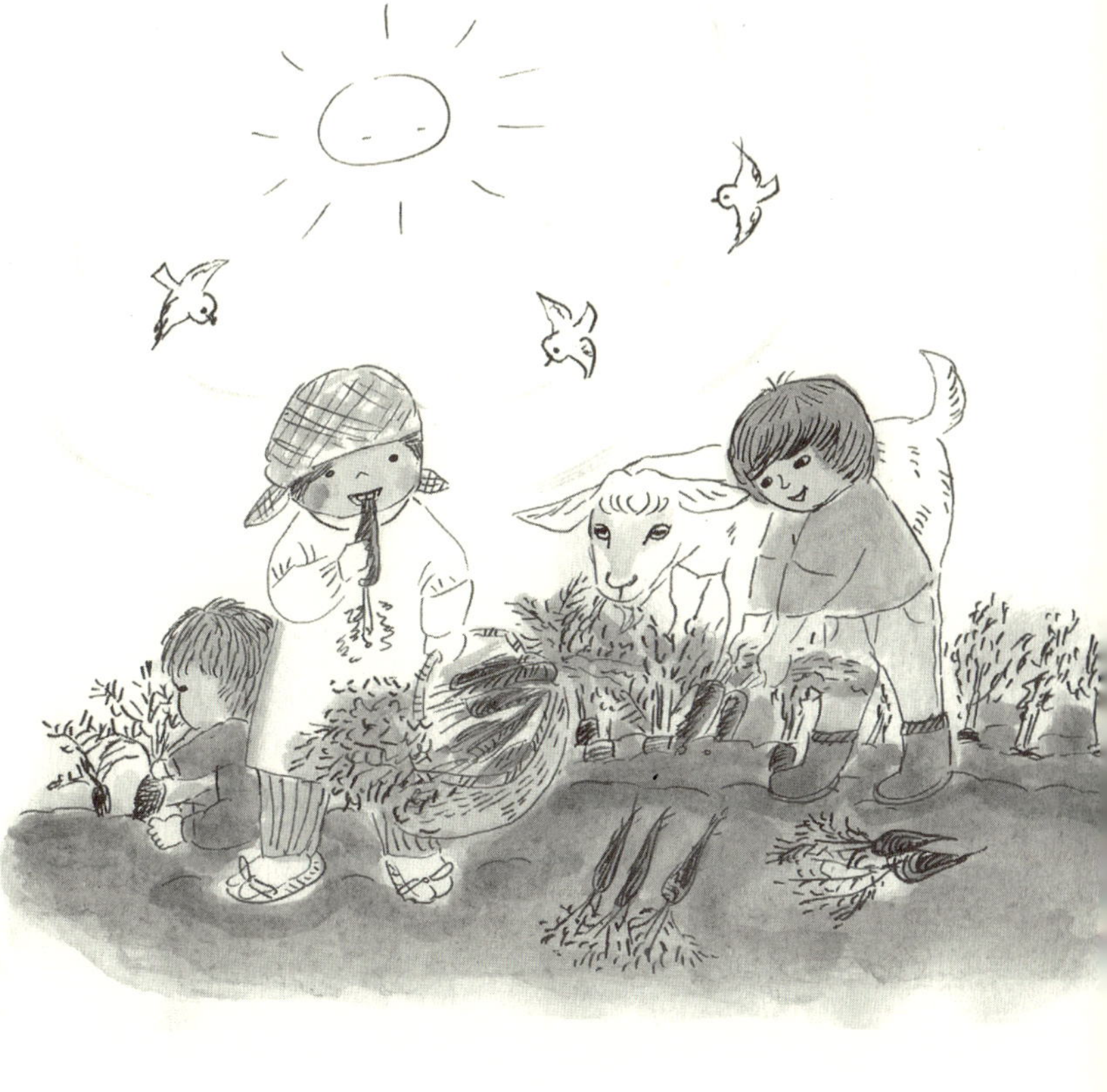

その2

食生活は歯みがきより大事

①母乳の功罪　むし歯ごときでオッパイをやめるなんてもったいない

「オッパイは、いつまであげていいのでしょう?」

と、心配そうにきかれることがあります。母乳はむし歯になりやすいと早期の卒乳を勧める歯科医がいます。

母乳の味は、人によって違います。同じ人でも、食べたものにより変化し、敏感な赤ちゃんは、母親が穀類と野菜中心の食生活だとおいしそうに飲み、肉や脂っこいものを食べると、顔をしかめてまずそうに飲みます。

母乳で典型的なむし歯は、上の前歯にできます。まったく気づかないことが多いのですが、表側の白い部分が気になっていたというお母さんもいます。表に白く溶けかかりが出る頃には裏側はもっと進んでいます。ともかく見つけると、

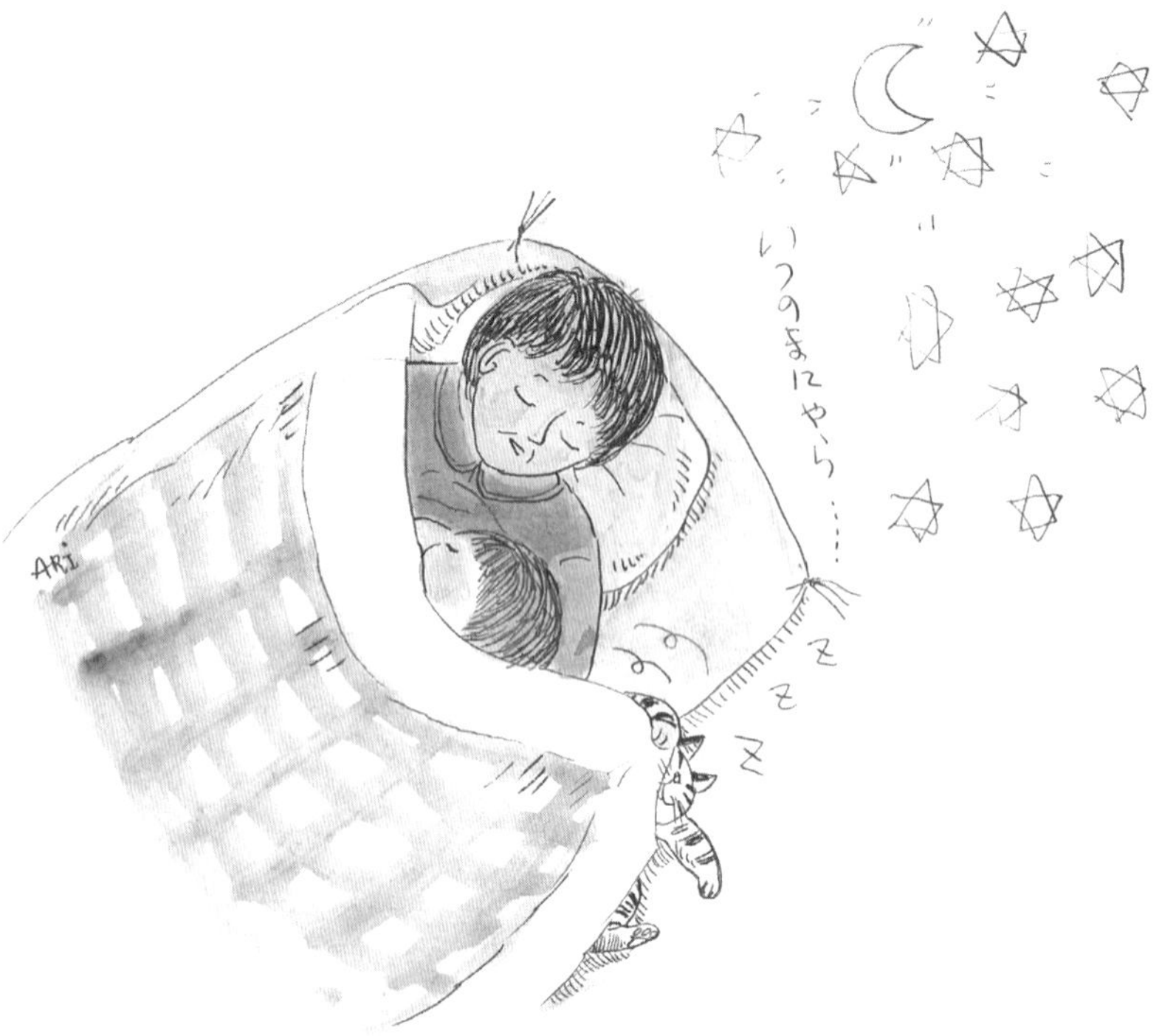

「良いオッパイですね」
と言って、質の良い母乳がむし歯になりやすいと話します。特に就寝時や夜間の授乳がむし歯をつくりやすいのですが、添い乳で寝入るひとときは母子ともに至福の時間です。

お子さんの左側が右の同じ歯よりむし歯が進んでいる時は、

「お母さんの右のオッパイを吸って寝ますか？」

ときくとだいたい当ります。歯の質は左右対称で、むし歯は左右対称的にできやすいのですが、飲みながら寝てしまっていると、乳房の反対側、その時に下になっている側のむし歯が進みやすいです。しかし、むし歯ごときでオッパイをやめるのはもったいないです。母乳だけでできたむし歯は、神経にまで進んでしまうことは、まずありません。ジュースなど他の甘い飲み物と重なると進みやすいので、こちらはやめましょう。

赤ちゃんが母乳を飲む時は、舌を乳首に巻きつけて、力を入れて吸い出します。哺乳瓶でミルクを飲むよりもずっと大変な運動量です。口の周りの筋肉をしっかり使って吸うことで顎が成長します。ある歯科矯正学の教授は、母乳育児が永久歯の噛み合わせに影響する、2歳過ぎまでしっかり母乳を飲んだほうがいいと講演で話されました。

子どもは社会の宝、母親の所有物ではありません。お母さんが楽しく安心して子育てができるよう環境を整えるのが社会の務めです。子どもがのびのびとおおらかに健康に育つよう、偏った考えに固執することなく、柔軟に支援したいものです。卒乳の時期も、利害得失を考えあわせて母親自身が選択することが重要です。母乳が出ない方や、乳腺炎などで断乳を余儀なくされる方もいます。母子ともに飲みたい、飲ませたいと思うなら、むし歯が進行しないよう気をつけながら、心ゆくまで飲ませてあげてはいかがでしょうか?

②甘いものは上手に摂りましょう

「チョコを食べてはいけませんか？」

などと、よくきかれます。これを食べると絶対むし歯になるというものはありません し、これさえ食べなければむし歯にならない、というものもありません。なるべく、味を覚えてほしくないものはありますが、食べてはいけないものはありません。

ソフトキャラメルなどは、なるべく最少限にしてほしいですが、「食べてはいけない」とは言いません。甘いものを食べると幸せな気持ちになりますし、疲れた時には心も落ち着きます。非常時には、アメやチョコが命を救うこともあります。3歳を過ぎたら親子一緒にお茶の時間を楽しみたいですね。

ふだんの生活では、甘いお菓子でない間食を心がけましょう。小さな身体では3度の食事の補いとしての間食が必要です。おにぎりや焼き芋、果物等いろいろあります。

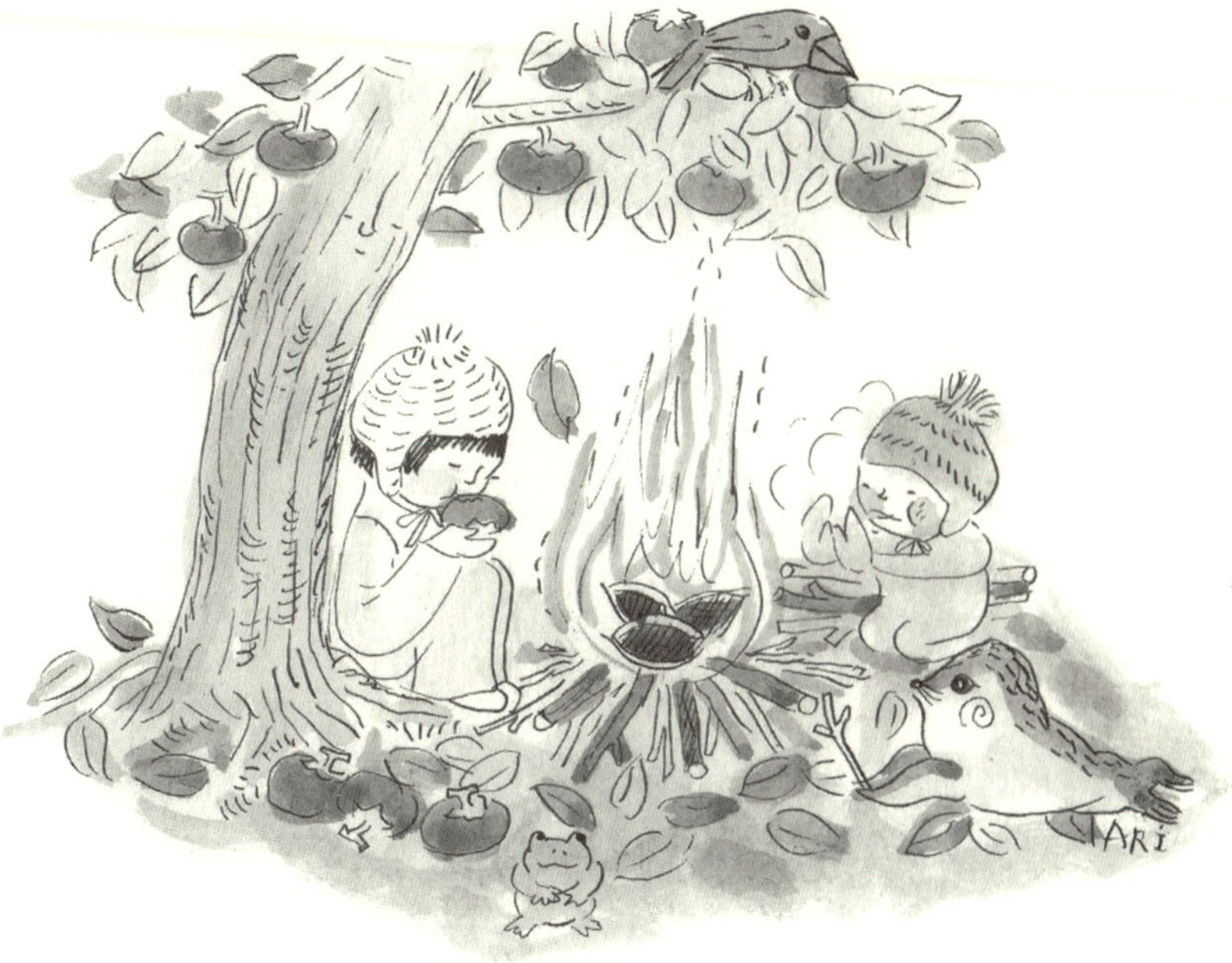

甘いお菓子の味を覚えてしまうと、つい食べ過ぎになりがちです。

乳歯は、正直に食生活を反映します。豊かな食生活を楽しみながら、むし歯を作らないことは、そんなにむずかしいことではありません。

バランスよく食べること、いろんな味を覚えていくことが大切です。しかし、個々人の味覚には持って生まれた個性もあり、一筋縄ではいきません。生涯の食生活の基礎となる食育を根気よく続けていきましょう。

離乳食の時に果汁を勧めた時代もありましたが、今は果汁もジュースも勧めていません。水分補給は、麦茶、水といった、甘味のまったくない飲料にしてください。

「うちの子はジュースしか飲みません」という方が時々いますが、甘味飲料が家にあれば、ほしがるのは当然です。子どもの身体に必要なのは甘味のない水分です。子どもがほしがるものより、子どもの身体にいいものを選んでください。

「子どもをダメにするのは簡単だ。ほしがるものをなんでも与えればよい」(ジャン・ジャック・ルソー)

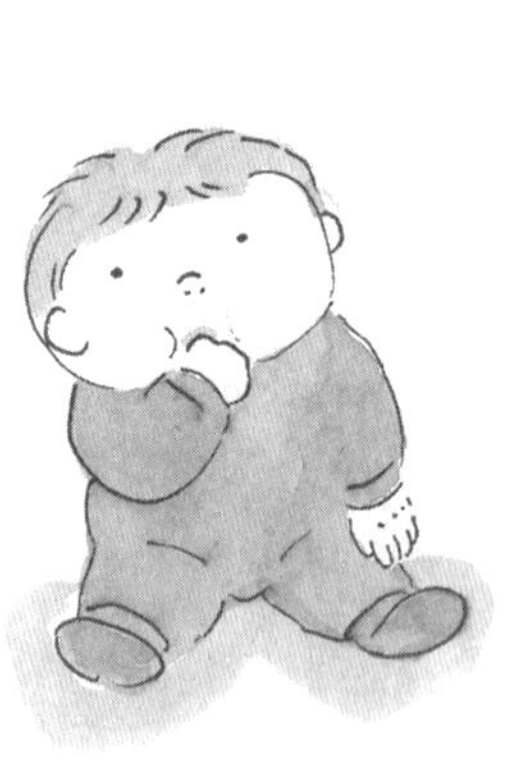

③危険な季節があります。夏場のアイス、ジュースと、クリスマス・お正月

むし歯へのなりやすさは、季節によって変わり、一番危険なのが、冷たい甘いものが食べたくなる夏です。暑くなるとジュースやアイスクリーム、アイスキャンデーと、つい食べ過ぎになりがちです。冷たいと甘味を感じにくいので、冷凍状態でおいしいと感じさせるために大量の糖分が入っています。

夏の終りから秋口に健診をしていると、思った以上にむし歯のなりかかりが増えていて驚くことがあります。奥歯の歯と歯ぐきの境目に白い線のように現れることが多いです。

「少し溶けかかってますね。アイス類が多かったかしら？」

ときくと、

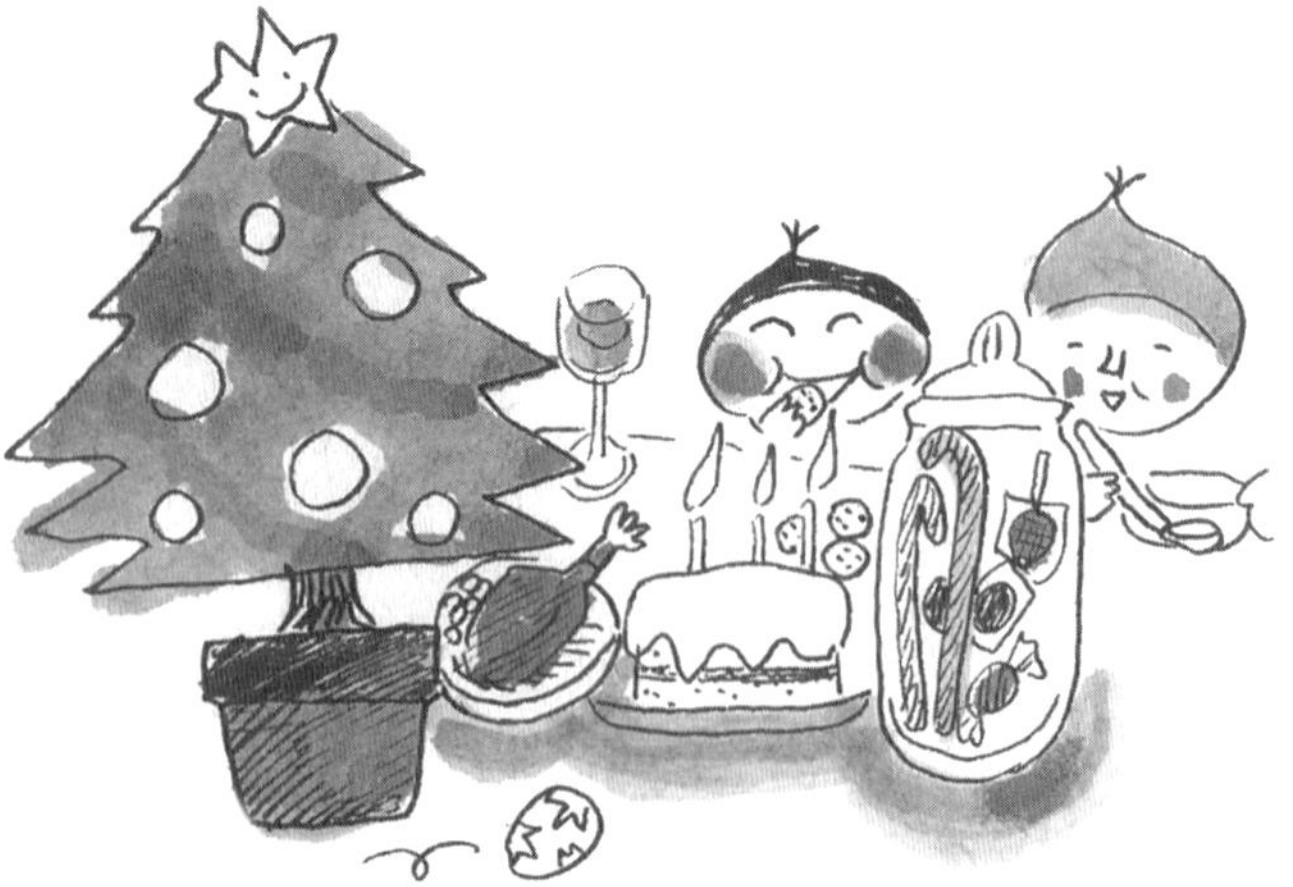

「やっぱり、むし歯ですか。ちょっと多すぎたかなあ」
「まだ大丈夫です。今から気をつければ治りますよ。今日来てくれてよかった」
初期むし歯なら、少し気をつければ治っていきます。夏は旅行や帰省で生活リズムが乱れたり、食生活も不規則になるので、その影響もあるでしょう。
夏場の次に危険なのが、年末年始です。クリスマス、お正月と楽しいことが続き、糖分の多い行事食が増えます。生活リズムも乱れがちです。クリスマスくらいはケーキも食べたいし、大晦日の夜更かしも楽しみでしょう。季節感のある生活を楽しみながら、むし歯予防をしたいものです。

7月に診て、半年後の1月に診ると、「しまった！」と思うこともあります。先日も、奥歯に初期むし歯を見つけて、やっぱり秋に診ておくべきだったと反省しました。数百人に1人くらいあります。歯の質が落着いている時期は、6か月で十分ですが、次は6か月後で大丈夫かなあ、と迷う場合は、カレンダーと相談です。遠くて大変かな、と思うと、つい健診間隔を長くしがちです。夏場と年末年始を両方含む場合は、本当にこわいと思いました。

結局、その方には、

「治るかどうかギリギリですが、まだ削るのはもったいないので、なんとか、止まるように頑張りましょう」

と言って様子を見ていきました。奥歯の初期むし歯は、半年、1年と気が抜けません。申し訳ないことをしたと反省しました。

④歯には菜を！

概して子どもは野菜が苦手なものです。しかし、歯の健康を保つうえで、野菜はとても大切です。歯には、歯みがきをしなくても自然にきれいになってしまう部位があります。噛んでいるうちに、歯がこすられて、自然にきれいになる自浄作用があるのですが、繊維質の多い野菜がより効果的です。下手に歯ブラシをするよりセロリをかじるほうが、よほど清掃効果が高いくらいです。歯垢が自然に取れます。野菜は歯をきれいにしてくれるのです。歯垢は、どんなものを、どんなふうに食べたかによってつき方が異なります。おしゃぶり代わりにセロリのスティックを与えられて野菜好きになった子もいます。子どもたちが集まった時のおやつには野菜スティックを出しましょう。大人のパーティでもいかがでしょうか？

生野菜が一番ですが、子どもには食べにくいかもしれません。温野菜なら食べられ

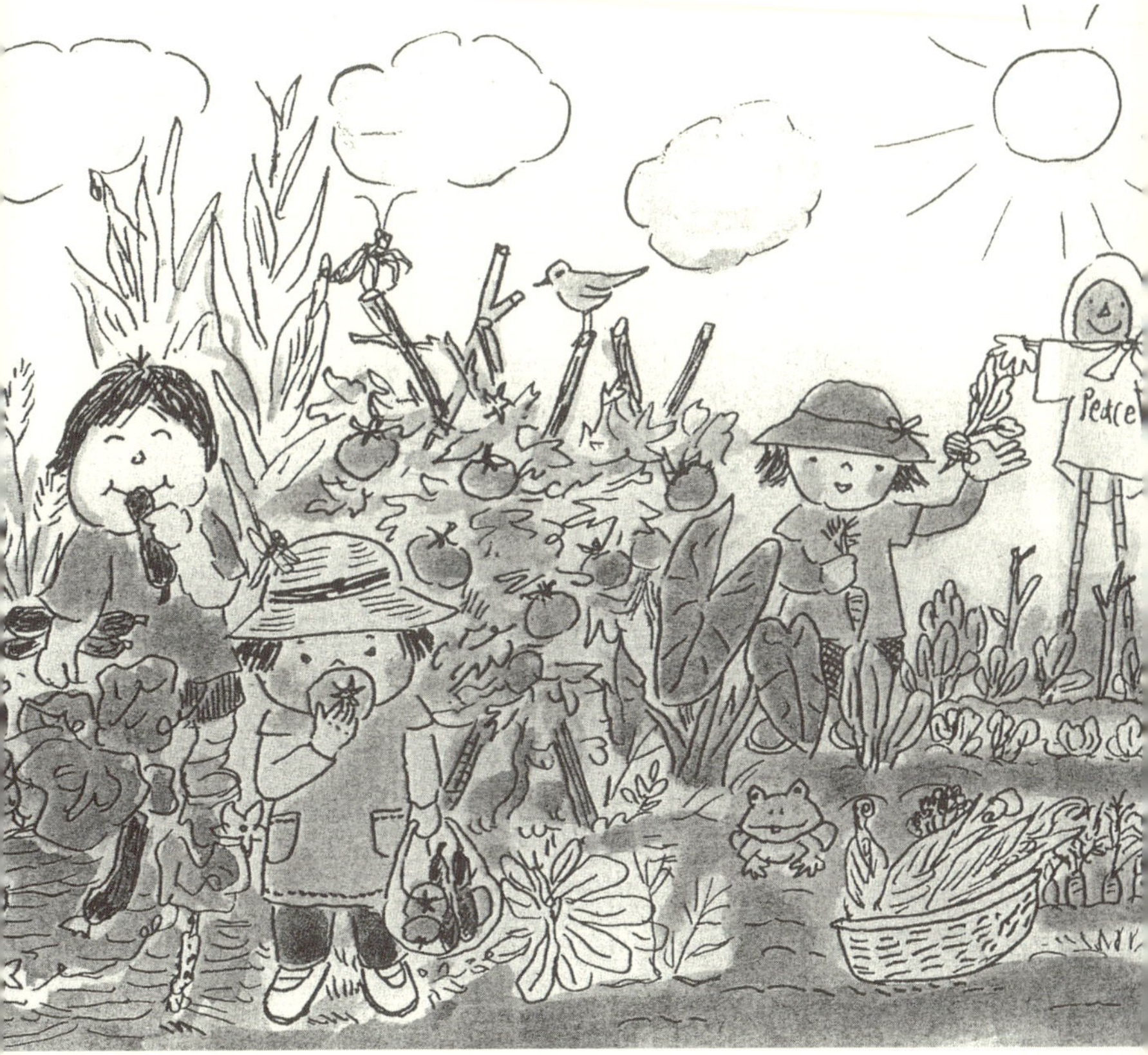

るかもしれません。野菜は加熱すると甘くなります。

根菜類が食わず嫌いのお子さんもいます。何度かチャレンジしてみましょう。1度で引き下がらず、手を変え品を変えて、食卓に出してみてください。空腹は最高のスパイスです。外でいっぱい遊んで、「お腹すいた！」時が野菜嫌い克服のチャンスです。
「お野菜、おいしいねえ」
と大人が一緒に、おいしそうに食べれば、つられて食べることもあります。旬の野菜は本当においしいものです。お子さんのほうが本物の野菜の味に敏感なこともあります。

野菜が苦手だからと言って市販の野菜ジュースはいけません。野菜の代わりにはなりません。ジュースは飲まなくていいものです。

野菜は、噛んで食べるおいしさを体得できる素材です。ゴマや豆、きのこや海草類も大切です。乾物屋さんには歯を鍛え、身体の調子を整える食品がたくさんあります。なるべく幅広い食材に挑戦してみてください。

根気よく、無理強いせず、諦めることなく、食べられる野菜が増えたら一緒に喜んであげましょう。野菜が「食べられるようになった！」という達成感を大切にしていきましょう。

⑤子どもの生活を守ろう。歯にいい生活は、身体にいい

むし歯を予防し、健康な歯を育て保っていくためには、脱灰と再石灰化のバランスが大切です。だらだら食べたり飲んだりせずメリハリのある生活リズムが大切です。

子どもは遊びが仕事です。大人とは異なる独自の力のある存在です。子どもが子どもらしく、生き生きと輝いて生活できるよう環境を整えることが大人の役目です。もちろん社会性を身につける手助けも必要です。子どもの尊厳を守り、子どもの気持ちに寄り添って、その思いや考えを最大限に尊重したいものです。子ども自身にとっても、メリハリのある生活リズムは心地よいものです。子どもの生活リズムが乱れるのは、大人の都合に合わせて夜更かしをさせてしまったりしているためではないでしょうか?

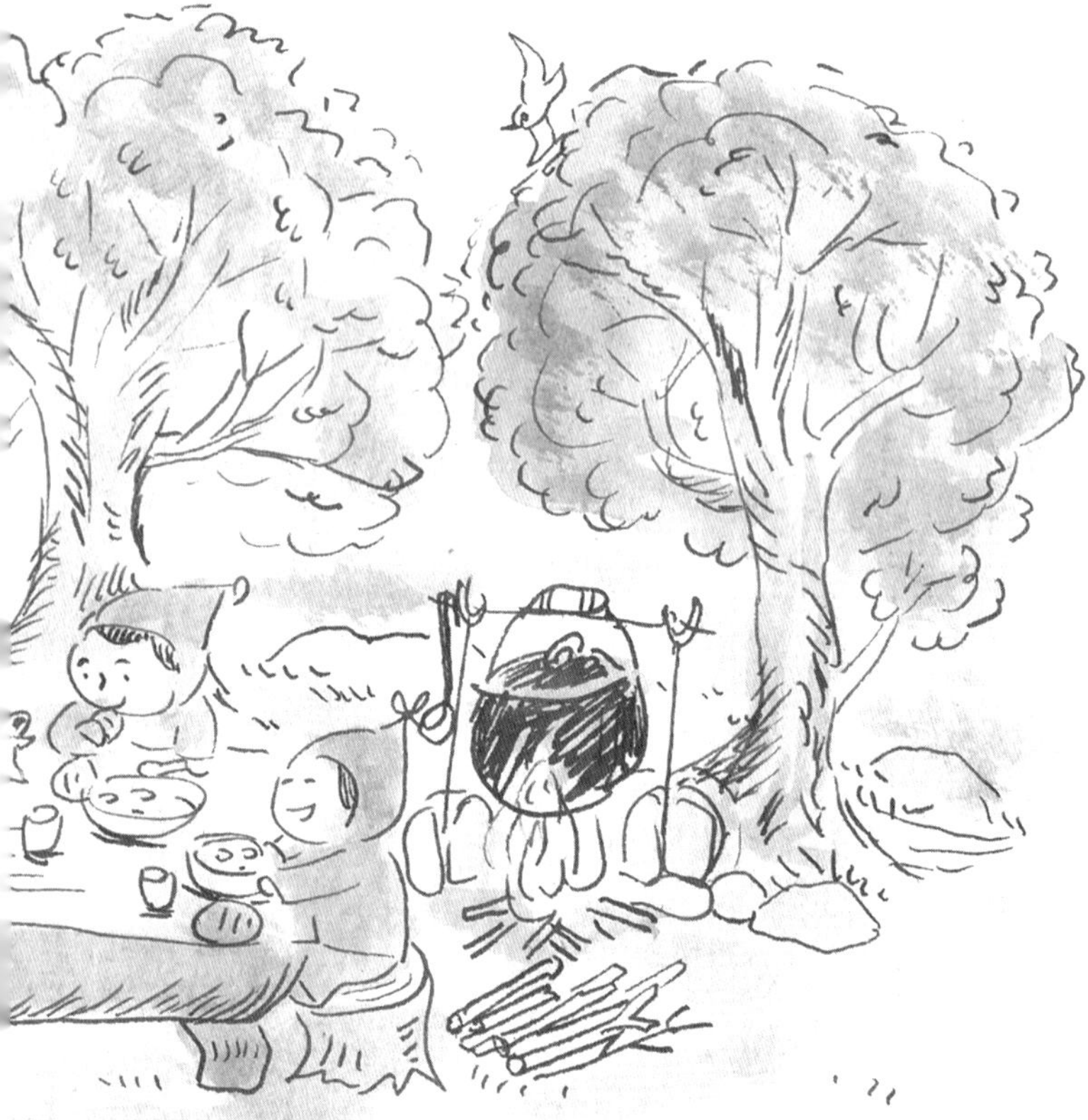

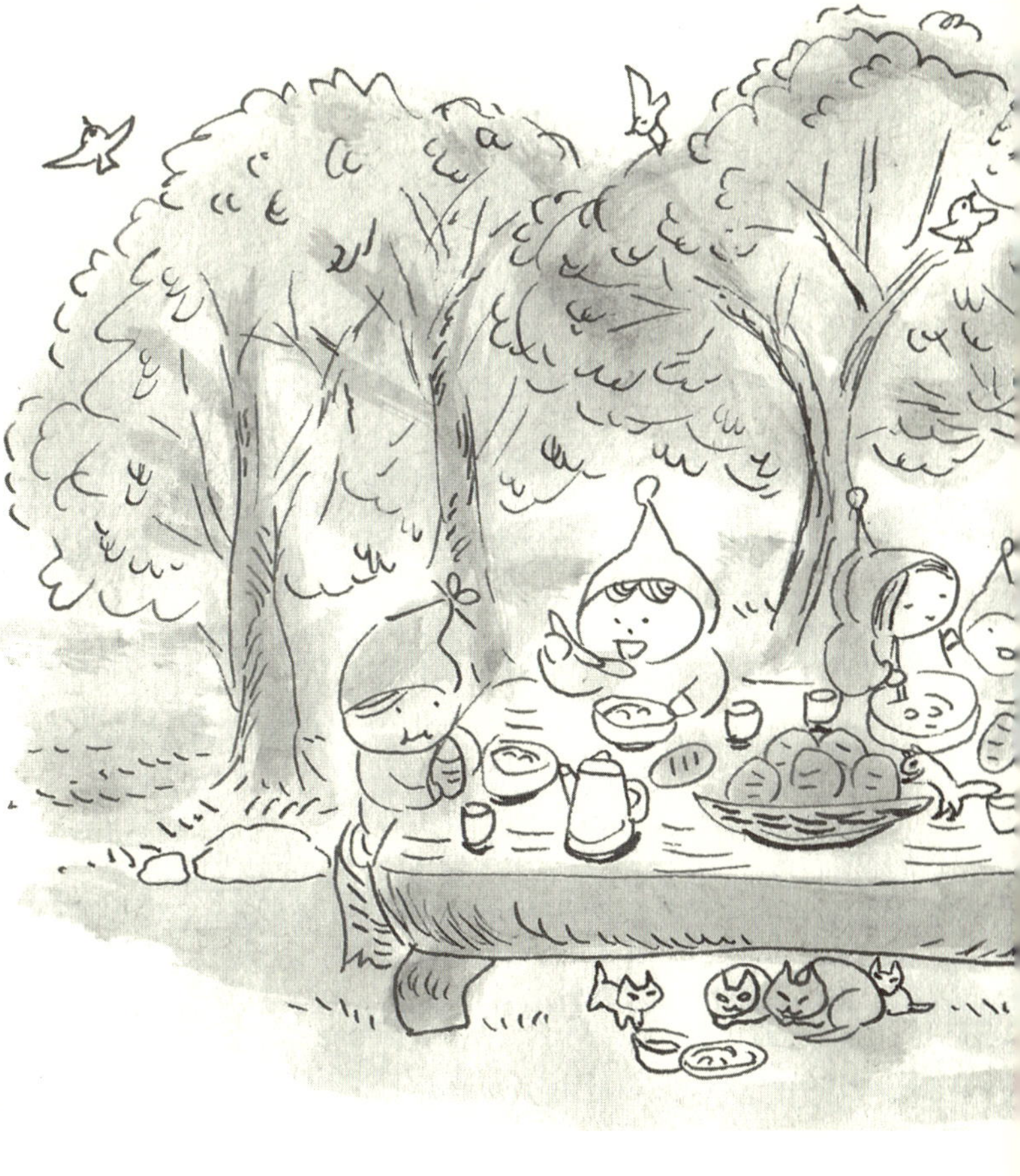

子どもには、自分を大切にして、自分に自信を持って、自分の未来に希望を抱いて日々を幸せな思いに満たされて生きてほしいものです。歯の健康は些細なことですが、身体の健康を守り、人権を守ることにつながると思います。

子どもの気持ちを尊重することは、好き勝手なものを食べさせ、気ままな生活をさせることではありません。言いなりになることではありません。子どもの心と身体がバランスよく発達するようサポートすることです。

朝起きてから寝るまで、子どもの生活は発見と驚きに満ちています。子どもは未来です。希望を与えてくれる天使のような存在です。子どもたちの「生きているだけで楽しい」という生き生きとした表情は、なによりうれしいし、大切にしたいものです。

食事は、子どもの生活リズムを刻むうえで大切です。食べることは、動植物の命をいただくことです。子どもなりに、命について考えることもできるでしょう。自分の命が他の動植物の命で支えられていることを感じて、感謝の気持ちをもつことができるためにも、よく噛んで、口から取り込んだものが血となり肉となっていくことを感じさせましょう。ジャンクフードで空腹感をごまかすのはもったいないことです。

子ども自身が、身体からのメッセージを大切にして、健康に育っていってほしいものです。歯にいいものは身体にいい、身体にいいものは歯にもいい、それをおいしいと感じる味覚を育てることは、根気のいる作業です。

その3

ケア、むし歯ができない程度にみがきましょう

①いつから始めたらよいでしょうか？

まだ歯が生えてない赤ちゃんのお母さんに、
「歯みがきはいつから始めたらよいのでしょうか？」
と、きかれることがあります。

0歳児は、なんでもなめてしゃぶって勉強しています。口への良い感覚刺激は発達を促すので、この時期に歯ブラシを口に入れる練習をすすめる歯科医もいますが、むし歯予防には、歯垢は歯ブラシの毛先を当てないと落ちません。遊び感覚の歯みがきと、きちんと汚れを落とす歯みがきは別ものです。

上の歯が4本生えた頃から仕上げみがきが必要です。歯垢（プラーク）は、歯の表面についたバイキンの代謝産物、つまりウンチのようなものです。血管の内側に溜まって虚血性心疾患を引き起こすプラークも、水道管の水垢も似たようなものです。時

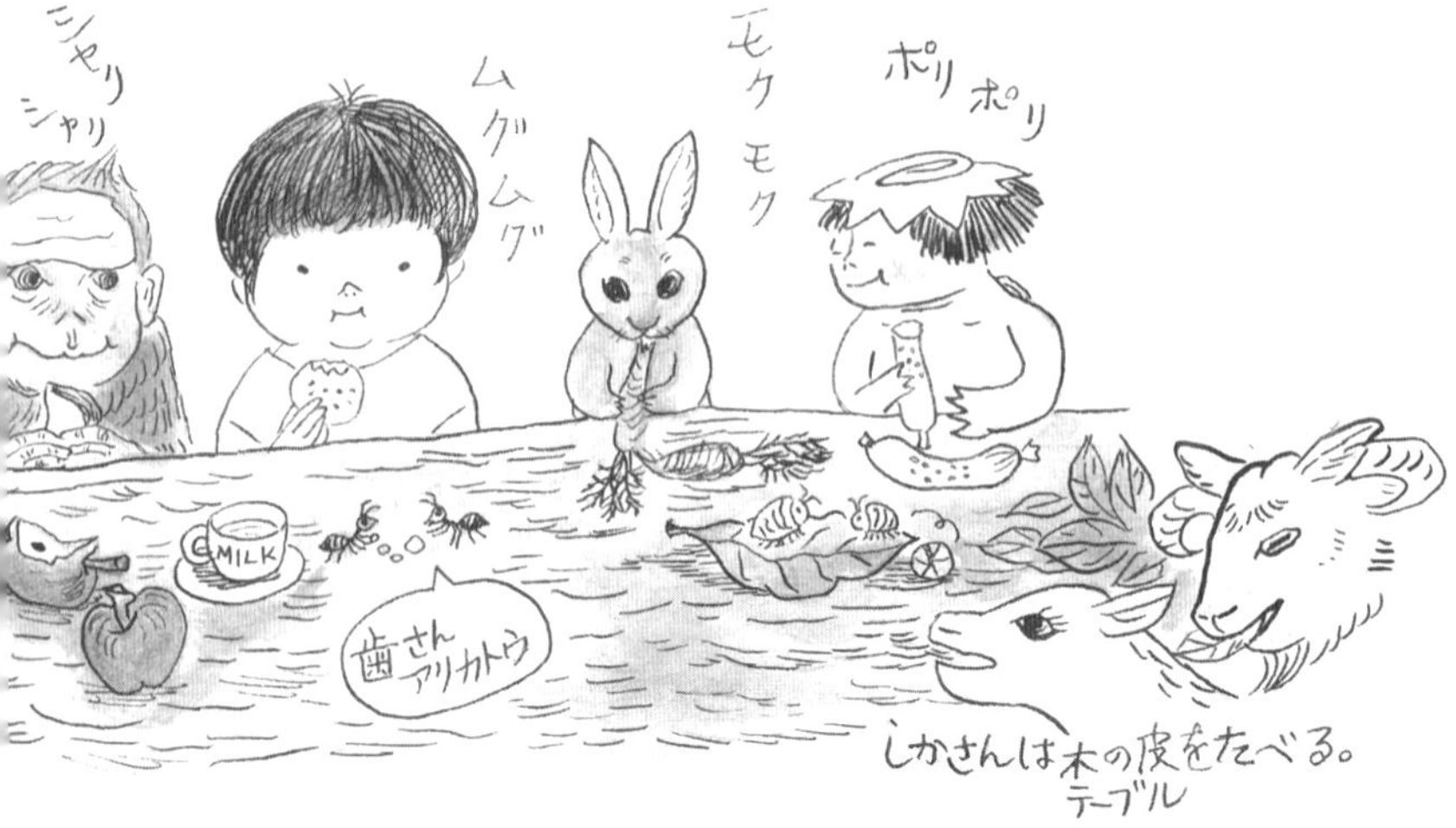

間が経つと厚く膜状になります。台所の排水管に付着するものと同じ構造で、バイオフィルムといわれます。この下で脱灰、つまり、むし歯の進行が起こっていきます。

1歳半健診で、仕上げみがきをしていない保護者は少なくなりましたが、時々、

「歯ブラシは本人に任せています」

と言う方がいます。この年齢では無理です。排便後の始末ができない子どもには、仕上げみがきが必要です。また、

「1日3回みがいたほうがいいでしょうか?」

もよくきかれます。

「1日1回でいいですよ」

何回も、いい加減にみがくよりは、1回、

丁寧に、きちんとみがくほうが効果的です。時間が経つと歯垢は落ちにくくなって、24時間以内に、歯の表面がきれいな唾液にさらされるように、バイオフィルムを破壊して、つるつるの歯の面を出すことが大切です。確実に、歯ブラシの毛先を当てないと、ヌルヌルのバイオフィルムは壊せません。よく育児書に、歯が生えてきたらガーゼで拭きましょうと書いてありますが、その程度で取れる汚れでは、むし歯はできません。

1日1回の仕上げみがきでは、寝かせみがきが大切ですが、恐い顔をしないでください。子どもにとって母親は絶対的な強者です。時として力で支配してしまう、支配とコントロールに陥りがちです。つい真剣にみがこうとすると眉間にシワが寄りがちですが、なるべく歌を歌ったりして親子ともに楽しい雰囲気でみがきましょう。ポイントを押さえれば、そんなに時間はかかりません。

ふだんの子育てでも、言うことをきかない我が子に立ち向かう時、しつけと虐待の境界は紙一重ですが、育児は育自です。子どもは親を鍛え育ててくれます。親の忍耐力の限界を試すかのような行動もあります。

②「みがいているつもり」と「みがけている」の差

むし歯は、そんなにできるものではありません。むし歯ができない程度にみがけばいいのです。しかし、

「みがいているつもり」

でも、

「みがけていない」

ことが多々あります。漫然と、歯ブラシを口に入れているだけでは、歯面の肝心な部位に歯ブラシの毛先が当たりません。また、逆に力を入れすぎてもブラシの毛先が歯面から逃げてしまいます。また、開いてしまった毛先では、ねらった所に当りません。むし歯になりやすいところに的確に当らないと効率が悪く、十分にみがけません。歯ブラシ交換の目安は、大人で1か月ですが、子どもは噛んでしまうと、すぐにダメに

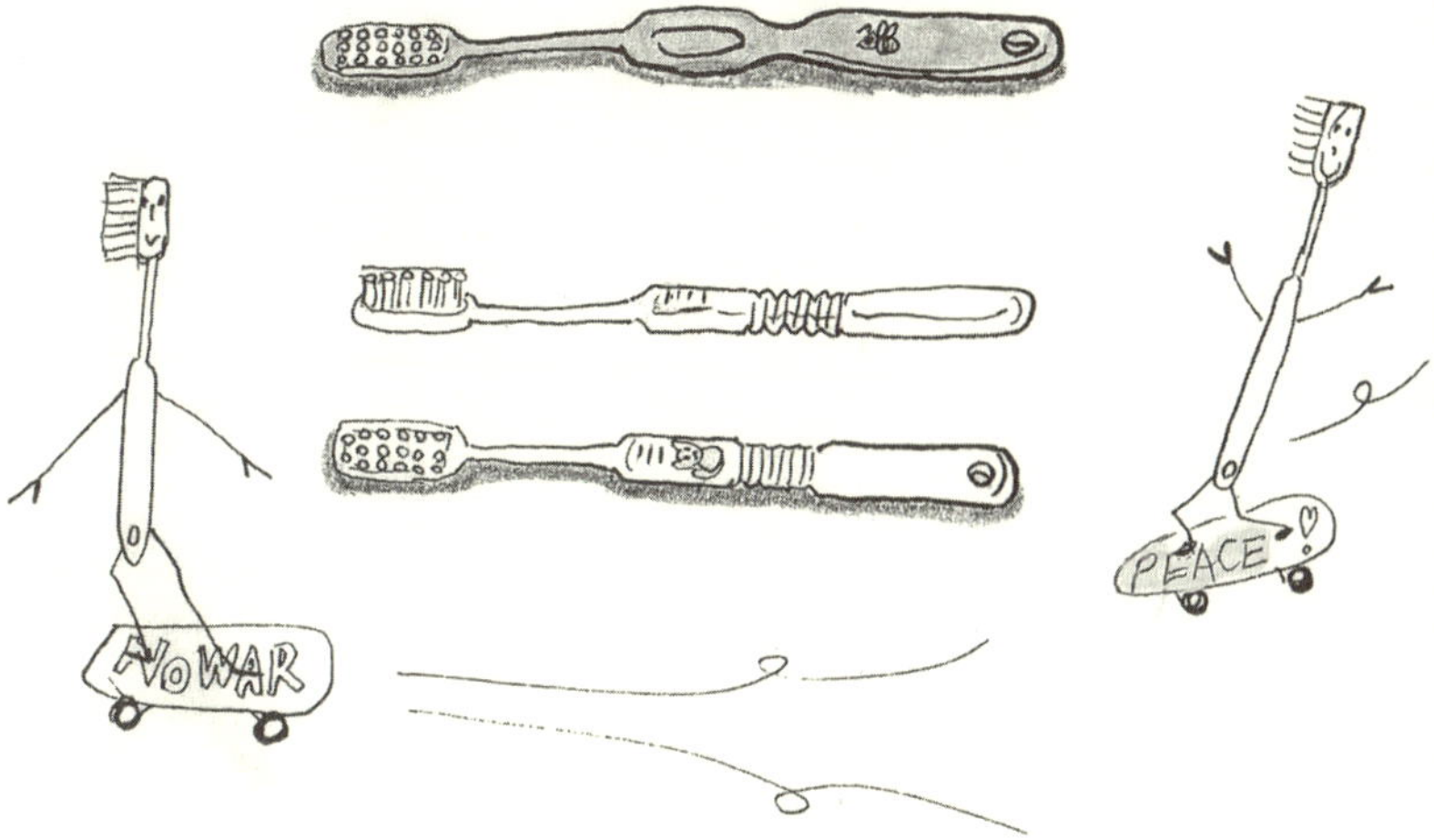

なります。子ども用の歯ブラシは、手頃なお値段で使いやすいものが出ています。いくつか試してみて使いやすいものをまとめて買っておきましょう。

「おうちで、どんなふうにみがいてますか？　やってみてください」

と言うと、多くの方が、下の前歯に歯ブラシを当て始めます。一番みがきやすいけど、そこはむし歯になりにくい部位です。

「そこは、みがかなくてもいいですよ。むし歯になりませんから」

むし歯になりやすいところを効率的に重点的にみがきましょう。

同じものを食べても、消化吸収は個人差が非常に大きいことが知られています。この実験は、協力者の排泄物を全部集めて、干して乾かして分析する大変な作業です。膨大な手間がかかる研究ですが、摂取した食物が同じでも、吸収された栄養量にはさまざまな要因による差があることがわかりました。ことほどさように、消化管の中で起きていることは個人差が大きいものです。その入り口でも、歯の質、唾液の質、口腔内の常在菌など、個人差が大きく、食生活等の日々変化する要因も大きいので、一律の歯科保健対策でなく、きめ細かい個々人への対応が必要です。

③歯みがきは「磨く」のではない

「磨く」とは、靴やガラスを磨き上げるように、力を入れてゴシゴシこすること、歯みがきは靴みがきとは違います。力まかせにこすっても効果半減です。歯をいたわりながらのブラッシング行為を表現するのに、「歯みがき」より、もっと適切な、もう少し優しい言葉がないかなと思います。「ブラッシング」のほうが適切かもしれません。

「ここに、こんなふうに歯ブラシを当ててください」

となるべく具体的に言うようにしています。

全体的にざっと歯ブラシを使うことも、習慣づけとしては大切ですが、むし歯になりやすい部位、なりかかっている所には、重点的に歯ブラシの毛先を当てることが必要です。

ヌルヌルとした膜状のバイオフィルムは、歯ブラシの毛先でないと破壊できません。だったらゴシゴシこすらないと、と思われるかもしれません。しかし、歯ブラシの毛先が歯の面に当たればバイオフィルムは壊れますので、軽く当てれば十分です。強く当てすぎると、かえって、歯ブラシの毛先が歯の狙った部位から外れてしまいます。するとは非効率なだけでなく、歯ぐきに当たれば痛いです。大人と違って「みがき過ぎ」はめったにありません。

歯ブラシの毛先が、歯のどこに当たっているか、よく見て、みがくには、明るい所で、口の中をよく見ながらでないと無理です。

「お風呂でみがいています」

という方もいます。大人が自分の歯をみがくにはよい方法でしょうが、お子さんの仕上げみがきにはおすすめできません。お風呂では横になりにくく見にくいので、十分にはみがけません。なるべく明るいライトの下で、ゆったり寝かせて、歯ブラシの毛先が当っている部位を目で確認しながらみがくことが、短時間で効率的なブラッシングのコツです。

歯と歯の間に隙間がなく歯ブラシの毛先が通らない場合は、デンタルフロス（糸ヨウジ）によるフロッシングで、隣接面のむし歯を予防しましょう。歯の間が空いてないと、歯ブラシだけではバイオフィルムの破壊が十分にできないので、糸ヨウジ（デンタルフロス）が必要です。３歳までは上の前歯の間、３歳過ぎたら奥歯の間に使いましょう。フロッシングで歯の隙間があいてしまう心配は要りません。成長につれてあくこともあります。

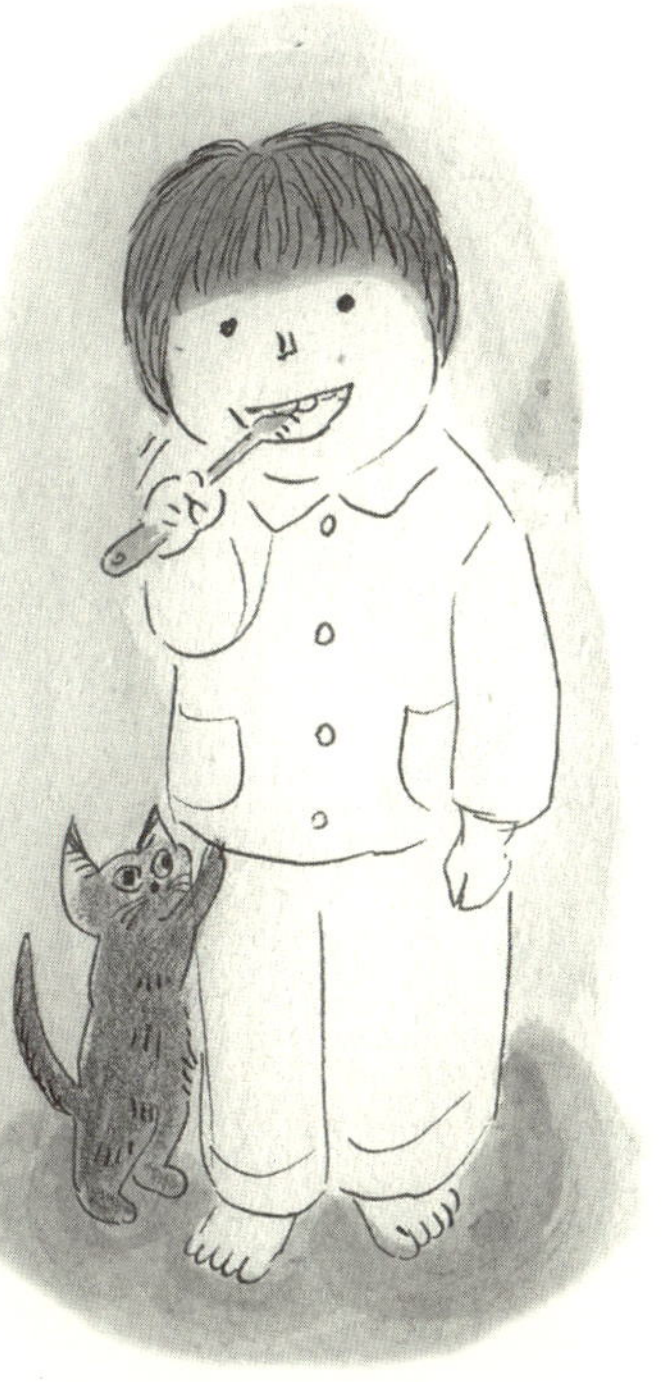

④寝かせみがきはスキンシップ 両親で仕上げみがきごっこ

「あおむけに寝るのがイヤ」

というお子さんは少なくありません。しかし、お子さんが嫌なことでも、むし歯予防のためには妥協せず、寝かせみがきをしましょう。夜寝ている間に脱灰が起こりやすいことを思えば、なりやすい部位だけでも、その日のうちに落としましょう。歯みがきをいやがる時期は長くは続きません。長い目で見れば、ほんの一時期です。

お母さんの膝に寝かせて、というより、お母さんの両足で、お子さんの肩と足を挟みこんでみがいていると、羽交い絞めにしてようで、虐待と誤解されることもあります。祖父母との同居はむし歯のリスクの一つですが、歯みがきもつい遠慮してしまう方もいます。お子さんは賢いもので、大人の心を読んでいます。

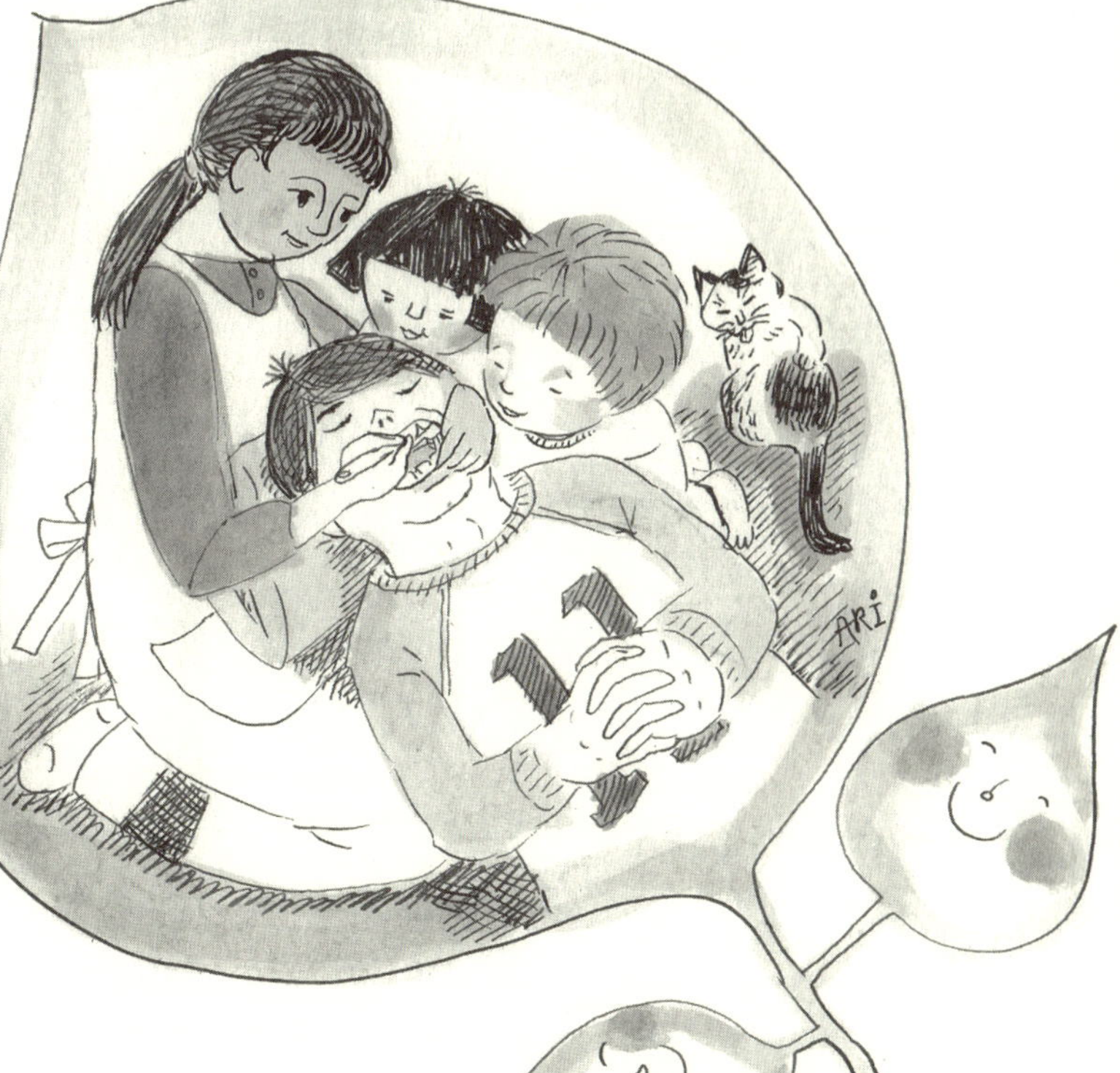
ARI

「もう少しぐずったらやめてくれるかな」

と駆け引きをします。やめたら、ぐずった成功体験になります。1日1回、汚れた分だけ落とすのは、食生活に気をつけていれば、さほど大変でなく、むしろスキンシップとして思い出に残るでしょう。

良い習慣は、一生の財産です。親が子どもに遺せることはわずかしかありません。せめて、良い歯、良い習慣をプレゼントしてあげたいものです。

お父さん、お母さんは、ご自分の歯を他人にみがいてもらったことはありますか？　子どもは、お父さんとお母さんが仲良く楽しそうにしていることに興味を持ちます。仕上げみがきは決して虐めているわけではないとお子さんご自身に解ってもらうためには、ご両親が楽しそうにみがきっこをするのも一つの方法だと思います。自分ではよくみがけない部分も、確実にみがけます。口の中を観察するのも大切です。大人同士でみがきっこなんて気恥ずかしいし気持ち悪い、と思うかもしれません。しかし、いつなんどきどんな事故に遭うかもしれません。万が一にも、両手が利かなくなったらどうしますか？　歯みがきはしてほしいでしょう？　自分自身ですべてできることが自立ではありません。身体が不自由になったり不都合があったりしても、代行の意思表示ができれば自立が保てます。元気なうちにケアを受ける立場を体験するのも悪くないと思います。

お父さんとお母さんが「みがいてもらうと楽で気持ちいい」と言って、みがきっこをしていると、きっとお子さんもゴロンと横になって口を開けてくれるでしょう。

両親どちらかだけの時は、お子さんとみがきっこをしましょう。いつも、みがかれるばかりでは嫌なものですから、まず、お子さんにみがいてもらいます。きっと張り切ってみがいてくれるでしょう。その後で「交代ね」と言えば、お利口にみがかせてくれます。

⑤掃除も、食器洗いも、汚さなければ楽です

むし歯をつくらないためには、唾液が酸性に傾いている時間を短くすることが大切です。唾液の流れが少なくなる就寝前に、汚れた分だけ落とせば、むし歯はできません。飲食回数が多くなると、日中も唾液が酸性に傾きっぱなしになります。「だらだら食べ」、「ちょこちょこ飲み」は、バイキンには好都合です。

同じものを食べても、食べ方によって汚れ方が違うのです。アメのように長時間口の中に残るものは強固なバイオフィルムを形成します。また、べたべたどろどろしているものは歯につきやすく滞留しやすいのですが、その後、さくさくぱりぱりしたものを食べたり、水を飲むなどの工夫で、汚れはつきにくくなります。

きれいなところは汚れがつきにくく、掃除が楽です。うっすらホコリが浮いてくると、ますますホコリがたまりやすくなります。ですから、汚れをためないことが楽に

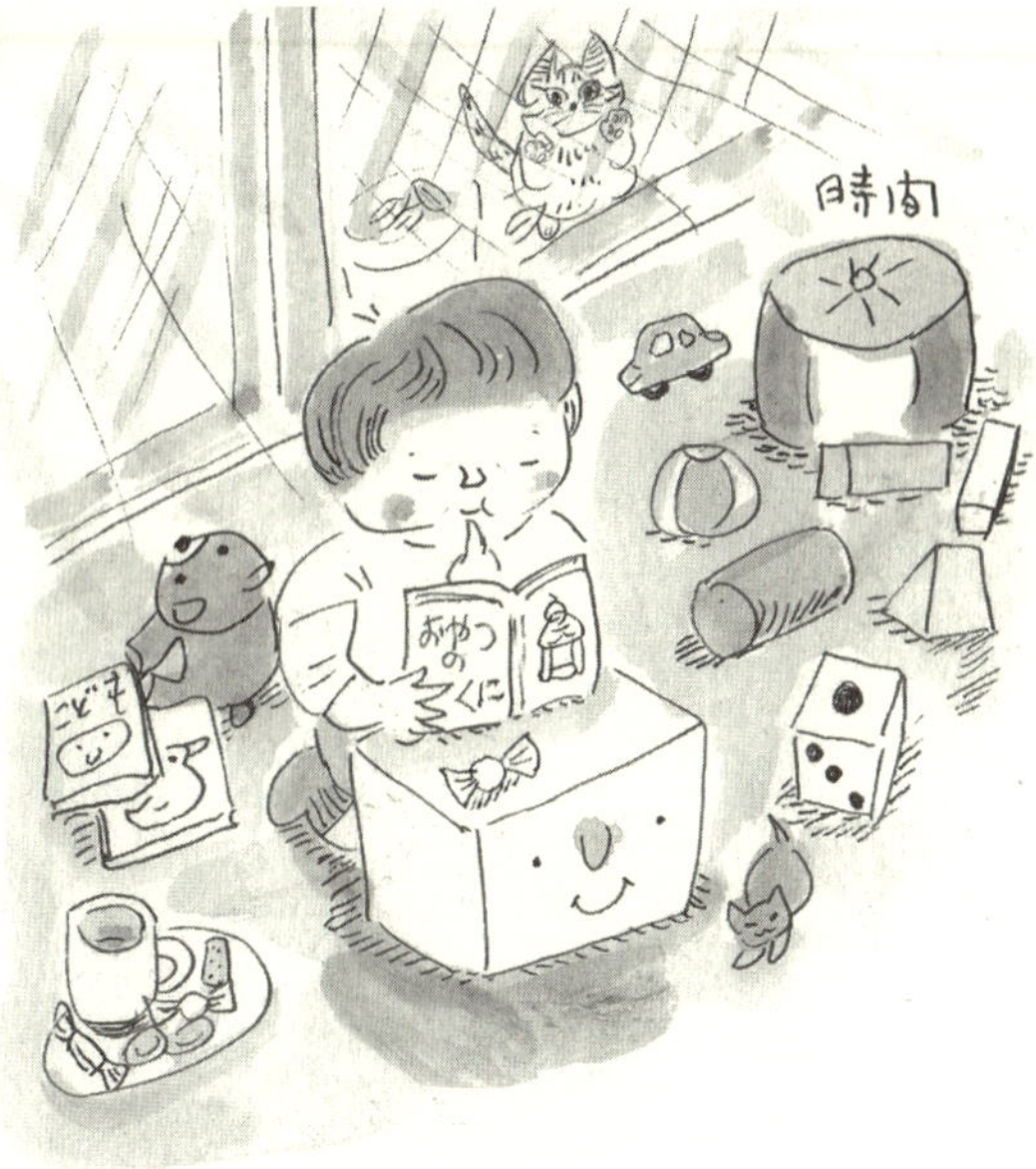

掃除するコツです。歯みがきも同じです。歯垢をためないためには、歯垢のもとになる甘いものを口にする回数、頻度をコントロールすることです。甘いものを禁止するのでなく、食べ方を工夫することで、歯みがきは、だいぶ楽になります。

　外出などをして甘いものを口にした回数が多かった日と、そうでなかった日と、夜の歯みがきを比べてもらうと、仕上げみがきの手間が少し違うなと感じるでしょう。特別な日は、それで仕方ないと思います。そのぶん、歯みがきも手抜きしないでやってください。手抜きしたかったら、汚れがつきにくい食生活にすることです。

生活リズムは、食事が基本です。夜遅い時間に食べてしまうと、朝、起きられない、起きても食べられない、食べないから便通もない、という悪循環に陥ります。

歯は食器ですから、食べたら洗いましょう。

「夕食後、歯をみがいてしまうと、食べたくなくなるからいいですね」とダイエット効果を言われたこともあります。

夕食後、「ごちそうさま」をしたら、食器を片づけ、歯をみがいて、もう何も食べない、という習慣は、生活リズムを整えていくうえで、良い方法だと思います。自分の身体を清潔に管理すること、帰宅時、食事の前の手洗いと同様、歯みがきも習慣として身につけましょう。

⑥母子感染の予防も大切ですが、スキンシップも大切です

むし歯は感染症で、ミュータンス菌に感染しなければむし歯は発症しません。生まれた時はミュータンス菌をもっていなくて、歯が生えてから、母親や身近な人からうつることが多いので、母子感染予防を説く人もいます。赤ちゃんに口移しで食べさせたり、箸やスプーンを共用するのは好ましくはありません。しかし、1章で述べたように、感染してもすぐに発症するわけではありません。

大人の口の中に未治療の大きなむし歯が放置されていると、ミュータンス菌が桁違いに多いのですが、治療が済んでいて、ある程度のケアがされていれば、接触に神経質になる必要はないと思います。

あまり神経質になって、食器を厳密に分けて、洗うスポンジまで分けていると聞く

と、

「そこまでしなくていいんじゃないですか」

と、つい言いたくなります。ミュータンス菌はありふれた細菌です。大人はだいたいの人がもっています。頬ずりしたり、熱いものをフーフーと吹いて冷ましたりしても微量の唾液に混じってミュータンス菌が飛んでいます。母子感染に神経質になるより、スキンシップのほうが大切ではないでしょうか?

子育てに正解はありません。医療にも正解はありません。多くの選択肢があり、それぞれ利点、欠点を考え合わせながら、選択していくしかありません。何度も言っているように、むし歯は、すぐに穴が開くわけではありません。本来稀な病気で、予防可能ですから、母子感染を声高に言う必要はないのではないか、と私は思います。むし歯なんて怖くない、母子感染なんて大げさなことを言わないで、子育て、スキンシップを楽しんでほしいと思います。

心配ならキシリトールガムを噛みましょう。キシリトールは、ミュータンス菌を性質の良いものに変えます。赤ちゃんに接する身近なおとなたちがキシリトールガムを噛んでいるとお子さんがむし歯になりにくいというデータもあります。

⑦いつまで仕上げみがきが必要でしょうか？

4、5歳になると、乳歯は生えそろって安定し、もう仕上げみがきは卒業かなと思うくらい、臼歯のフロッシング以外は、一人で上手にみがけるようになります。

しかし、そのあとで、6歳臼歯といわれる、永久歯の第一大臼歯が生えてきます。生えかかりの6歳臼歯にきちんと歯ブラシの毛先を当てることはむつかしいものです。生えかかりの1年間、一番むし歯になりやすい時期だけは、仕上げみがきをしてあげてください。自分でできる、という自信も大切ですが、6歳臼歯だけは点検みがきが必要です。

「6歳臼歯は見てあげてくださいね。次に生えてくる12歳臼歯はもう仕上げみがきはできません。こんなかわいい子に反抗期が来るんですよ。なきゃ困りますしね」と言うと、お母さま方も、遠くに思いを馳せるような眼差しをされます。思春期は、ホルモン変化など身体面での変化に自分の心と身体の変化に対応しきれずに、大人の世界の入り口で戸惑う時期です。その時期に、12歳臼歯が生えてきます。

思春期は、親への反抗心と受験や勉強などの忙しさが重なり、せっかく培ってきた歯みがき習慣が崩れかねない時期です。そんな時こそ「かかりつけの歯科衛生士さん」を見つけてあげるのは親の役目でしょう。いろいろな大人との関わりを通して成長してほしいと思います。自立と自律を学ぶ時期に、少し手がかかる最後の臼歯が生えてくるのは、格好の課題ではないでしょうか？　この12歳臼歯の生えかかりの1年間きちんとケアをして歯質を強化することは、乳歯期からの積み重ねがあってこそできることで、その後の長い人生で役立つでしょう。

赤ちゃんの時は胸に抱え、歩けるようになったら、身体は離して手をつなぎ、この時期は仕上げみがきが欠かせません。成長したら手を離しても目は離さないで、小学校の時期は一緒に歯科医院に定期健診に通うことも必要でしょう。思春期になったら少し目を離すことも必要かもしれません。目は離しても心は離さないためにも、歯科医院との連携が大切です。お子さんの成長を見守る大人のネットワークを作ることが必要です。地域で子どもを見守り育てたいものです。

考えてほしいこと

あるべきサービスを提案しましょう

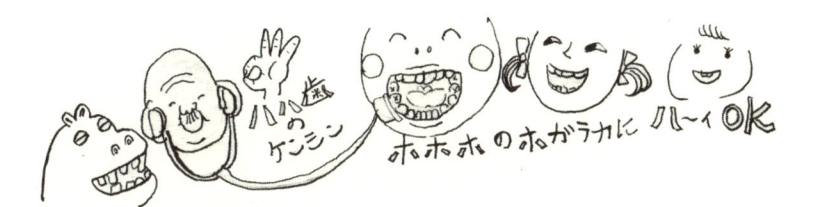

その1

むし歯は予防できますが、不正咬合は予防しきれません

①健全な永久歯列は一生の財産です

「私の歯並びが悪いから、遺伝するか心配。この子の歯並びは大丈夫でしょうか?」

と、よくきかれます。1歳くらいのお子さんについては、

「まだ何とも言えません。矯正をしてでも良い歯並びをプレゼントしたいですね。矯正治療をせずにすめば一番ですから、むし歯を予防して、よく噛んで、様子をみていきましょう」

と言っています。遺伝も影響しますが、それだけではありません。同じ親から生まれた子でも成長は予測しきれないように、噛み合せも、ある程度の可能性は予測できても、さまざまな要因に影響されながら永久歯列が完成していきます。さらに、上顎と下顎は成長パターンが違いますから、心配が杞憂に終わることも少なくありません。指しゃぶりやむし歯など悪影響が予測される要因はできるだけ避けましょう。よく噛

むことは、バランスの良い成長を促しますが、それでも予防しきれない不正咬合もあります。

欧米ではドラキュラの歯として忌み嫌われている八重歯が、日本では、長い間かわいいと言われてきました。噛み合せと歯並びの不具合を不正咬合と言い、他にも、出っ歯（上顎前突）、受け口（反対咬合）、乱杭歯（叢生）など、いろいろなタイプの不正咬合があります。私は、歯科医になって10年以上、噛み合せは容姿と同じで気にしなくてもいい、障害も個性と言える社会が望ましい、と思っていました。しかし、8020（80歳で20本以上自分の歯がある）達成者の調査で、不正咬合の方がいないことに気づいてから考えが変わりました。不正咬合だった人は80歳までに歯を失うか命を失っているのかと考えると、20歳までに矯正歯科治療をしてでも、健全な永久歯列を獲得したほうがよいのではないかと考えるようになりました。そのためには、公的負担のあり方も見直すべきではないでしょうか？

生涯にわたる全身の健康のためにも、健全な永久歯列は大切です。1本1本の歯はもちろん大事ですが、上下の歯列弓の全体のチームワークが大切です。歯の形はどれも違い、前歯は噛み切り、齧り取るために好都合な形で、犬歯（糸切り歯）は、動物の牙のように切り裂き、奥歯はすりつぶす咀嚼の働きをします。噛み合わせは、食事の時だけでなく、無意識に唾液を飲み込む時にも、上下の歯を合わせています。また、正しい姿勢を保つためにも上下顎の噛み合わせは大切です。力仕事をする時は歯を食いしばります。歯を削って治療をすると微妙に噛み合わせがズレやすいので、むし歯で削らないことが大切です。

噛み合わせのチームワークには、歯だけでなく、顎関節や30種類以上の筋肉など、顔全体が関わります。口を閉じて噛むことで口輪筋も鍛えられ、適度に噛み応えのあるものを左右バランスよく噛むと美しい口もとになります。これからの子どもたちは、大人になるまでに、むし歯で削ることなく歯ぐきも歯並びも健康な永久歯列を獲得してほしいと思います。すべての子どもたちに健康な笑顔を社会の責任として、プレゼントすべきだと思います。そのために、乳歯期から、良い習慣を育み、むし歯で削ることなく、永久歯列を育成していくことが大切だと思います。

②歯が生え変わる意味

「人間になるのは芸術です」という哲学者ルドルフ・シュタイナーによる教育理論では、歯の生え変わりに注目し、第Ⅲ‐7年期身体の成長が完成する21歳までの、成長・発達の区切りを、7年を1単位で捉えています。芸術の要素を採り入れて豊かな感情や生きる意志を育くみます。第Ⅰ‐7年期の乳歯期には感覚を養うことが大切で、必要以上の知識を詰め込むことはよくないと早期教育に警鐘をならします。7歳までの第Ⅰ‐7年期には3つの節目があり、第二乳臼歯が生える2年と4か月の区切りは、日々多くの乳歯を診ている私には共感し納得できます。自我が目覚め、第1反抗期といわれる時期です。その後、乳歯列が安定し、次の2年と4か月は落ち着いた時期があり、その後、永久歯との交換の準備をしながら第Ⅰ‐7年期が終わります。乳歯が身体の成長・発達と連動しています。歯とのつきあい方を学んでいくことが全人的教育の基礎になると思うのです。

第Ⅱ‐7年期、7歳から14歳までの乳歯から永久歯への交換期は、社会性を養い、感覚的な行動から思考に基づく行動へ変化する時期です。6歳臼歯をはじめ永久歯が生えてくる6〜7歳に小学校に入学します。中学校に入学する頃までの、この時期は、乳歯の根が吸収されてポロリと脱落し、永久歯が次々と生えてくる様子に、子どもたち自身が自らの成長を実感できる良い機会でしょう。

第Ⅲ‐7年期は、思春期の嵐の時期、ホルモンの激変、身体が大きく変わる時期でもあります。歯も12歳臼歯が生えて、永久歯列が完成する時期です。子どもから大人への変化、乳歯から永久歯への変化は人間ならではの社会的存在としての意味があるのです。歯の健康も全人的成長の中で育んでいきましょう。

生命が誕生してから5億年、人類は進化を遂げてきました。1個の受精卵からヒトとして成長していく中で、その長い進化の過程を繰り返します。生後、頭の大きさはあまり変わりませんが、身体は成長してバランスがとれていきます。乳歯から永久歯の生え変わりは、人類の進化を凝縮しヒトらしさを表していきます。上顎は頭に付随して成長し、下顎の成長は手足と同じで、成長時期がズレます。それで上顎と下顎の噛み合わせも変化します。顔の上半分に比べて、下半分は成長により大きく変わります。

③なぜ矯正歯科に保険が利かないか？ 賛成する歯科医は実は多くない

「矯正も保険でできるといいと思いませんか？」

とお母さん方にきくと、

「え⁉ 保険が利かないんですか⁉」

と驚かれることもあります。お母さんご自身や、身近に矯正治療を受けた経験がないと、高額だということを知らない方も多いようです。予防可能なむし歯は保険が利くのに、予防しきれない不正咬合には保険が利かないと言うと、たいていの方が、保険が利けばいいのにとおっしゃいます。

多くの患者さんが望んでいることなのに、実現しないのはなぜでしょうか？ 不思議なことに、保険適用に賛成する歯科医は多くないのです。

1995年に、衆議院予算委員会で、矯正歯科治療の保険適用が取り上げられ、国の研究で「小児不正咬合の医療体系に関する研究」報告書が出ました。不正咬合は、治すべき疾患として矯正治療の保険給付についての提言がされたのに、その後の進展は全くありません。医療政策が消費者の希望と乖離しているのではないか、むし歯を予防し、不正咬合に公的給付するよう仕組みを変えれば子どもの全身の健康にも役立つと考え、東大医療政策人材養成講座を受講し、このテーマに取組みました。

矯正歯科治療への保険適用範囲の拡大（現在は、口唇口蓋裂などの先天異常に伴う不正咬合にのみ保険が適用されます）について、日本歯科医師会長、国会議員、厚労省幹部など政策を決定する立場にある方にヒヤリングをしましたが、納得できる答は得られませんでした。

また、某県の矯正専門医にアンケート調査をしました。50人余りに送ったところ、返信が21人、保険適用範囲の拡大賛成者は4人でした。そのうち国立大学出身の2人は、経済的理由で矯正歯科治療を断念している子がいることに心を痛め、公的負担で何とかすべきだと熱心に賛成の回答を寄せてくれました。しかし、大多数は「保険になれば質が落ちるので絶対反対」というものでした。「矯正治療は成人になってからでもできる。経済的に無理なら、成人してから治療を開始すれば良い」「嫌々やらされるより、自発的に行う治療のほうが効果がある」「矯正治療は、数年かけて咬合を育成する要素が強いため、健康保険のような短時間での治療効果を求めるシステムにはそぐわない」という意見もありました。高額を自費負担することで、患者の意識も高まり、治療中の口腔ケアにも協力的になり良い結果が得られるという理由もありました。また、矯正専門医になるまでの投資は、高額治療でないと取り戻せない、保険適用で治療費が低く抑えられたらかなわないのが正直な気持ちだ、という回答も匿名でありました。

国民皆保険は世界に誇るシステムで、アメリカの民間医療保険による健康格差社会を後追いしてはならないと思います。公的給付のあり方を提供者側に任せるのでなく受け手の側から考えていくことが大切です。

④乳歯の反対咬合にどこで介入するか

受け口ぎみの赤ちゃんの笑顔は愛くるしい印象を与えます。乳前歯が生えて間もない頃の反対咬合（受け口）は自然に治ることが多いです。発育途上の乳歯の噛み合せは不安定で、さらに永久歯に生え変わる時に、上の歯は乳歯の外から、下の歯は乳歯の内側から生えてくるので、自然に上の歯が被さるようになることが多いものです。それで、3歳児健診で反対咬合の場合には、「永久歯に生え変わるときに治ることもあるから様子をみましょう」と多くの歯科医は答えます。

近親者に反対咬合がいるなどで、自然に治りそうもない場合は、乳歯列期の矯正をすすめることもあります。3歳から8歳までは上顎が成長します。この時期に、上顎が成長して噛み合わせが自然に変わればいいのですが、下顎が邪魔して、本来の上顎の成長を妨げるのはもったいないと思います。

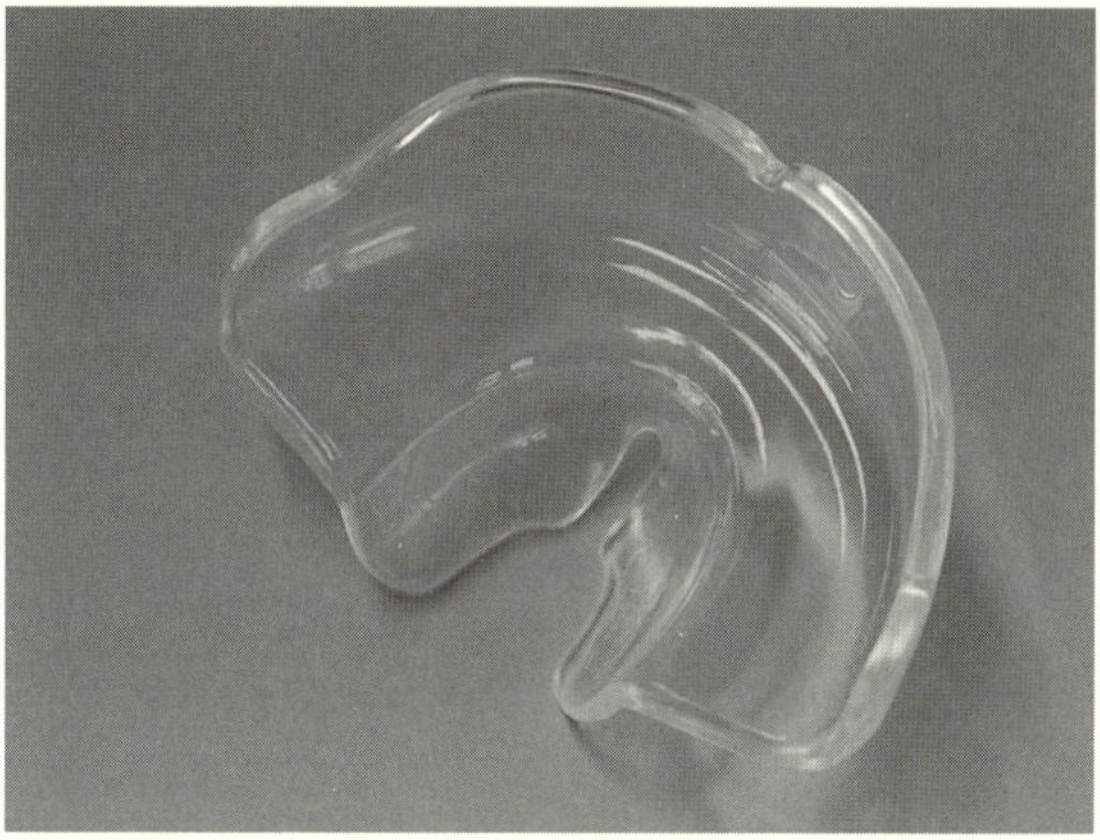

ムーシールド

この時期は乳歯から永久歯に生え変わり、将来の噛み合わせの基礎ができる大切な時期ですが、適切な装置がなかったので、実は私も、つい最近まで、自然に治ることを祈りながら「様子を見ましょう」と言ってきました。２００５年に柳澤宗光先生（調布矯正歯科クリニック）が考案されたムーシールド（機能的顎矯正装置）が発売されているのを知って積極的に薦めるようになりました。

顎の成長は、噛み合わせの影響を受けます。噛むことで、顎の骨や筋肉が発達していきます。ですから、乳歯の時は、むし歯をつくらないこととよく噛むことが大切です。

矯正治療が不要な、バランスのとれた成長が望ましいのですが、必要に応じて適切な時期に適切な介入をしながら成長の様子を観察していくことが大切です。上下顎の成長の特徴を活かして、最適時期に手軽に安価に介入できれば、高額の矯正治療が必要なケースは減るでしょう。本人に負担が少ない治療を経済的理由で見送るのは残念です。

反対咬合は日本人に多い不正咬合ですから、せめてムーシールドだけは保険適用にならないものかと思います。もちろん、思春期に成長スパートがありますから、すべての反対咬合が解決するわけではありませんが、矯正専門医と連携をしながら一般歯科医が保険でできれば、救われる子どもたちが多いと思います。健康保険が困難なら、市町村ごとの子育て支援対策などで、永久歯の健全育成のための補助を考えてもよいのではないでしょうか?

⑤税金の使い道を決めるのは国民

予防可能なむし歯の治療に保険が利く一方、予防しきれない不正咬合の矯正歯科治療には保険が利かないのは、不正咬合は病気ではない、審美的なものだから美容外科と同じで保険外という見方です。しかし、まったく機能的に問題がない、審美的な問題だけの不正咬合はむしろ僅かです。形態と機能は相互的なものです。もちろん、美容目的と機能的改善は峻別していかないといけませんが、経済的理由で機能的に必要な矯正歯科治療を断念している子どもたちのことを思うと胸が痛みます。子どものうちに、生涯にわたる咀嚼機能を獲得しておくことは大切なことです。せめて、むし歯予防に頑張った方には、頑張っても予防しきれない不正咬合に、なんらかの公的補助があればいいなと思います。

疾患や障害をどう認識し、対応するかは、社会の文化レベルの反映です。20歳まで

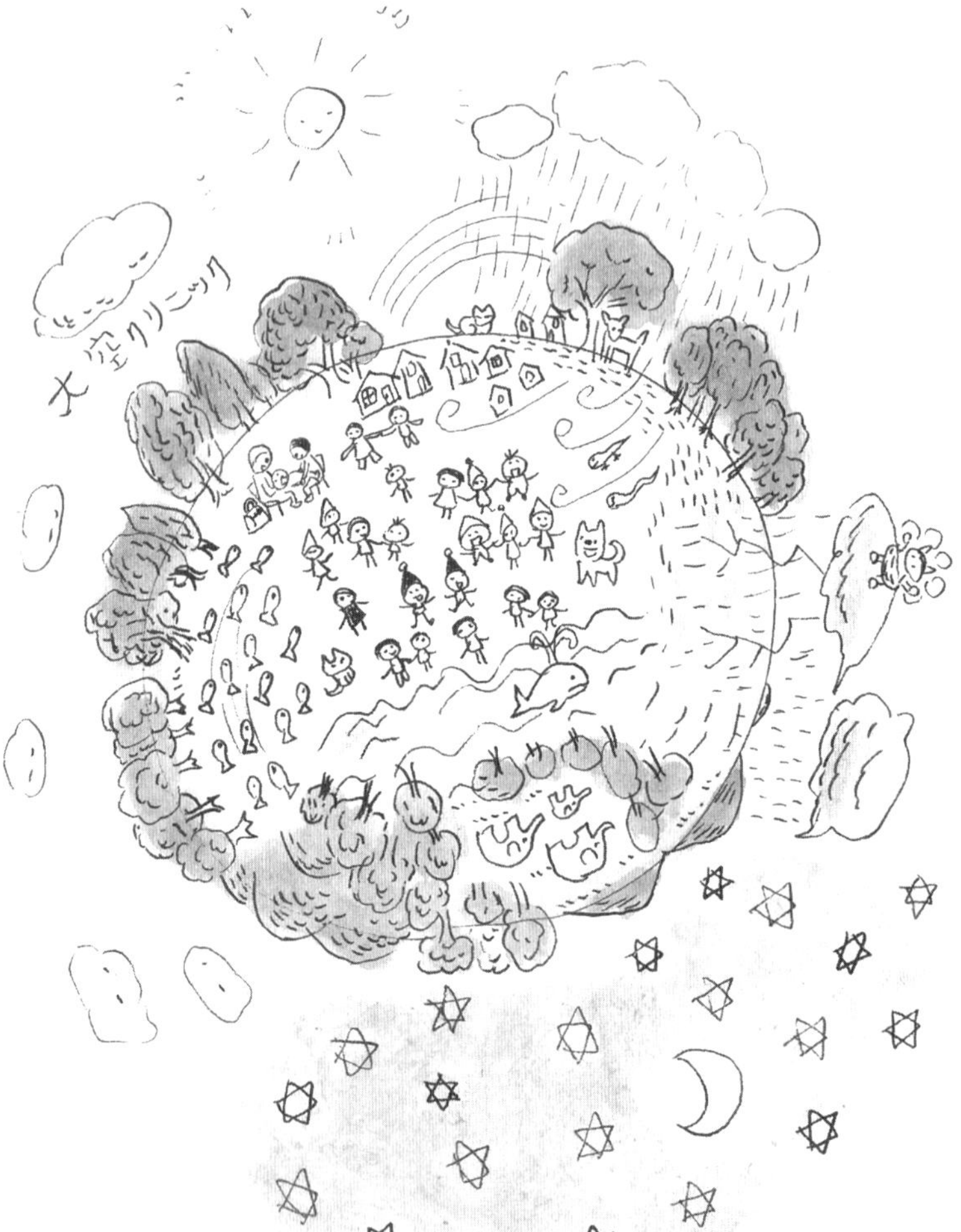
大空クリニック

にすべての子どもたちが健全な永久歯列を獲得するのは当然の権利であると社会が認識し、不正咬合を治すべき疾患と認識してほしいと思います。

歯科医が保険適用拡大に賛成でないなら、消費者の側から働きかけていくしかありません。政策を決定するのは主権者である国民のはずです。国民の声を政策に反映するのは政治家、政治家を選ぶのは国民ですから。スウェーデン、フィンランドなど北欧では、子どもたちの歯の健康に自治体が責任を持ち、むし歯を減らしました。むし歯を減らすことで、自治体の費用はあまり変わらずに矯正治療への公費負担も考えられると思います。地方分権の時代に日本でも考えてほしいものです。

健康保険には、税金も多く投入されています。限られた予算の中で最大限の健康を得るためには、納税者の側からも知恵を出していきたいものです。私もただ矯正歯科に保険適用を拡大すればいいとは思いません。むし歯予防と併行して、市町村単位で公的負担を考えていくべきだと考えます。大局的な歯科保健医療サービスのあり方は、歯科医師側だけで決めるのではなく、受け手の側の意思を尊重して決めるべきだと思うのです。

その2　歯医者さんをどうやって選んでいますか？

①タービン（削る道具）を持てば使いたくなる

道具は持てば使いたくなります。大工さんも得意な道具を揃え、持っている道具を器用に使います。

多くの戦争が「平和のため」に起るのは不思議な事実です。為政者の隠された経済的利害を見抜き、暴力の連鎖は断ち切らないといけません。核兵器も軍隊も、持てば使いたくなります。平和のためには、武器を制限することが重要ではないでしょうか？

歯科医も、削る道具（タービン）を持っていれば簡単に治療できますから、「むし歯が進んでしまったら削って詰めれば良い」と、思うのも当然ではないでしょうか？

保健センターに来てくださる方には、たとえむし歯ができたとしても削らずにすむようお手伝いしていきたいと思っていますが、年に何人かは「ごめんなさい。お役に立てなくて申し訳ありません。歯医者さんに行って治療してもらってください」というケースがあります。治療をしてくれる歯科医院も必要で、ありがたいものだと思います。しかし、今の日本のように歯科医全員が外科的な治療をしなくても、内科医的な診断だけを専門とする歯科医がいてもいいのではないか、削る治療をしなくても、歯科医として役に立てることがあるのではないかと思うのです。

タービンを持たない自治体の常勤歯科医の健診が増えるといいなと思っているのですが、20年経っても増えません。ならばタービンを持たないで開業したい、と夢見ることもありますが、多くの歯科医仲間には一笑に付されます。

「穴が開いて痛くならなきゃ患者さんは来ないよ。治療しなきゃ、食っていけないよ」

本当にそうでしょうか？　歯科医院は「削って詰める治療に行くところ」でなく、削る治療をしない予防専門の歯科医院があってもよいのではないでしょうか？　予防に熱心な歯科医院が増えてきましたが、本気で予防をするならタービンなしですべきではないでしょうか？　私自身、保健センターという治療手段を持たない場だからこそ、必死になって初期むし歯を見つけて、お母さんに治してもらうよう働きかけてきました。治療ができる歯科医院が予防を掲げるのは、狼が羊の番をするようなものではないでしょうか？　ネコにネズミの世話をさせるくらい難しいことではないでしょうか？　本来の利益に反するような仕事を期待するより、システムを変えるべきだと思います。

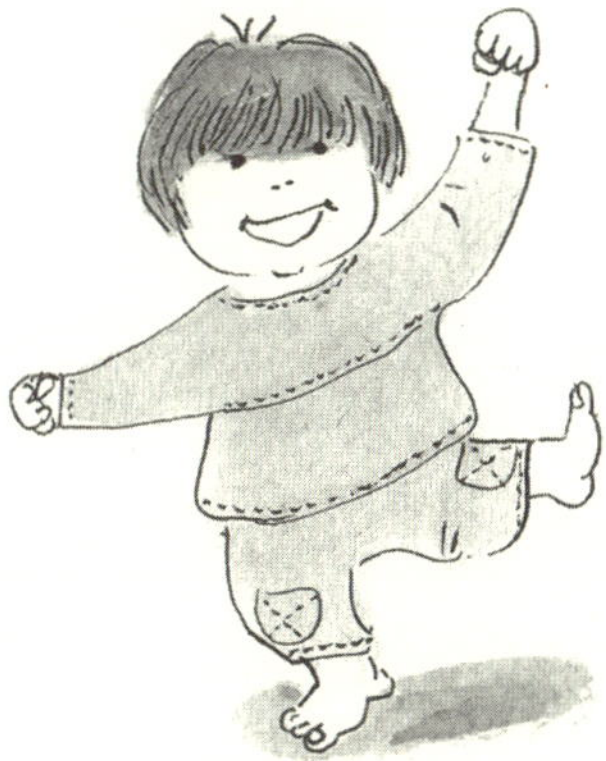

②「ハイシャ」か？「ハカイシャ」か？

「小さなむし歯があるけど、みがいていれば進行が止まるから、がんばってね」と言って、1か月後に予約すると、だいたいは止まっていきますが、歯科医院に行って詰めてきたお母さんがいました。

「よくなっていますか？」

ときかれ、答えに窮しました。それでもきちんと詰めてもらっていればいいのですが、泣き叫ぶ1歳児の治療は困難です。どんなに上手に詰めても、欠けたり外れたりすることもあります。詰めた端から再発することも防ぎきれません。やり直しにならないことを祈りながら、

「歯医者さんに行けて偉かったね。様子をみましょう」としか言えませんでした。

歯科医が一生懸命治療してくれたことも分るし、お母さんが「治った」ことを期待

する気持ちも分りますが、決してよくなっていない、むしろリスクは高くなったような状況です。「治った」とは言えません。削って詰めても元には戻らないのです。お子さんが歯科治療に協力的な状態なら、もっと良い治療ができたでしょうが、中途半端な処置をするくらいだったら、しないほうがましです。せめて、もう少しお子さんが大きくなるまで時間稼ぎをしたら、もっと良い治療ができたでしょうに、と残念に思いました。

「歯医者が、治療した、治したと言っているのは、取り繕っただけなんだよ」という、ある名医の言葉が心に残っています。美辞麗句に真実が隠されることはよくあります。ごまかされないよう本質を表す言葉を使いたいものです。「治した」と言わずに「取り繕った」と言えば、患者さんの意識も変わるのではないでしょうか？

精巧な技術による芸術作品のような治療には頭が下がりますが、一歩間違えればハカイシャです。現実には、首を傾げたくなる治療を目にすることもあります。

どんなに良い治療であっても治療せずにすめばそのほうがいい、歯のためには削らないのが一番です。むし歯が進行しないなら、削らないほうがよいのです。現在の出来高払いの医療保険システムから、削らないことが評価されるよう変えたいものです。

③賢い消費者が歯科医を育てる

歯科医は、概して真面目で熱心で、患者さんのために最善を尽くしたいと思っています。でも医療者が考える最善が、受け手にとっての最善とは限らないのです。

歯科医過剰と言われる今日、生き残れるかどうか不安な歯科医院がある一方で、良い歯医者さんに巡りあえなくて悩んでいる患者さんも大勢います。

歯科医院が繁盛したのは、1961年（昭和36）からの国民皆保険と、その後の高度成長期の甘い菓子の氾濫によるむし歯洪水時代があったからです。歯科医は、朝から晩まで、むし歯の治療に追われ、それでも押し寄せる患者さんをさばききれなくて、多くの歯科大学が新設されました。歯科医学教育は治療技術修得中心の職人教育でした。歯科医にとって技術は大切ですが、治療せずにすめば、そのほうがいいのではないでしょうか？　予防のためには正しい診断が大切です。日本の医療では、一般医科でも薬や検査に比べて医師の診断料は正当に評価されてこなかった問題があります。

医師と患者の間に、情報の差があるのは当然かもしれませんが、むし歯については、根本的な考え方そのものにギャップがあるかもしれません。歯医者は「治らない」と思っているのに、患者は「治るはずだ」「治った」と思っています。「治った」つもりが、かえって悪くなっていることに気付くと不信感がつのります。

歯ぐらい悪くなっても構わない、という意識があって、「むし歯はできて当たりまえ、悪くなって当たりまえ」と思っているかもしれません。でも、むし歯が、予防可能な、本来稀な病気と知っていれば、つくりたくないと思うのではないでしょうか。

杉並区でも、平日に休めない働く親など、保健センターを利用できない方には、近所の歯科医で定期健診を受けることをお薦めしますが、多くの歯科医院では「むし歯はないからフッ素を塗っておきましょう」でおしまいだろうなあ、と思うと胸が痛みます。むし歯ができないように、きちんと診てくれる歯科医院が増えて欲しいと思います。本気で予防したいと思えば、正しい診断と適切な介入ができ、本気で伴走してくれる歯科医院を選ばないといけません。

④小児歯科専門医はゴムのマスクを手早くかけてくれます

「こんな小さい子で、治療できますか?」「何歳から治療できますか?」ときかれることがあります。歯科医院で、「こんな小さなお子さんは、まだ治療できない」と言われたそうです。しかし私は、「できる先生なら、どんなにお子さんが小さくても治療できます」と答えています。「その先生のところには小児歯科と書いてあったから行ったのですが……」と言われると、答えに窮します。歯科医ならだれでも「小児歯科」の看板を掲げることができます。看板からは専門トレーニングの経験の有無はわかりません。

さすが小児歯科専門医! と思うのは、ラバーダムというゴムの薄いシートで治療する歯だけ隔絶するマスクを手際よく装着することです。大人でも、歯の根(神経)

の治療をする際に使うことが奨励されていますが、実際にはあまり使われていません。小さいお子さんの治療では、唾液が多く、急に動いてしまう危険も高いので、安全に治療ができるラバーダムは非常に有効です。小児歯科のトレーニングを受けた専門医は、ラバーダムなしには恐ろしくて治療できないと言う人もいるくらいです。

しかし、小さな口に手際よく短時間で装着するにはテクニックと注意深さが必要です。呼吸の確認もしないまま何十分も放置したことによる死亡事故が、小児歯科専門医で起きています。ラバーにより口を塞ぐリスクへの注意深い配慮が必要です。

ラバーダム装着が、必ずしも必要ではないかもしれません。そんな時は、

「ゴムのマスクは、お使いにならないのでしょうか？」

ときくのは、いかがでしょうか？　ラバーダムの有効性をよく理解したうえで、それに代わる手立てをしていれば、きちんと説明をしてくれるでしょう。それで気分を害するような歯科医なら、こちらから願い下げではないでしょうか。

⑤歯医者選びはパートナー選びに近い

同じ歯科医師免許を持っていても、歯科医は千差万別です。だから、歯科医院選びには悩みます。歯科医師会は、会員の技量は皆同じというのがタテマエです。本音では皆、考え方も技量も違う、結果も違うと知っています。

患者としてはだれしも、名医に診てほしいと思うでしょうが、万人にとっての名医はいません。口の中の状態は皆違うのですから、入れ歯の名人が、子どもの治療が得意とは限りません。自分にあった良い先生を見つけることが大切です。

医師は最大限の努力をすべきだし、実際、優れた技術と人間性を兼ね備えた人も大勢います。しかし、個性、人間性、経験、勉強量、仕事のスタイル等、さまざまです。卒業したての医師とトップクラスの医師の差は歴然ですが、たくさんいる医師の間に技量の差を見い出し、線引きをするのはむずかしく、簡単にはできません。上位5

パーセントにも満たないような名医を基準にすれば、残りの大半は不出来な医師となり、それでは患者さんのほうがかえって不幸でしょう。

どんな名医でも最初は初心者です。臨床経験を重ねることで医師は成長していきます。医療において不確実性はつきものですから、名医は他の人が見逃すような変化にも気を配り、不断に勉強しています。また、自分の限界を知っています。

自分だけは名医にかかりたい、どこかに良い歯科医院はないかと探すより、身近な歯科医にそうなってもらうほうが、もしかしたら確実かもしれません。良い歯科医に巡りあいたかったら、気長に育てていくことが必要ではないでしょうか？　幸い、歯科ではセルフチェックが大切なのです。手術の腕がものをいう外科医より、長いお付き合いになる内科医に近いかもしれません。大切な自分の歯ですから、思いを率直に伝えてコミュニケーションをとることも大事でしょう。どんな疑問も嫌がらずに聴いてくれて、丁寧に納得がいくまで説明してくれるといいですね。緊急でも診てくれる、領収書をきちんと出してくれる、なども目安になるかもしれません。

選んで決めるまではしっかり見極めて、決めたら、自分の選んだ医師は最良と信じてエールをおくっていくほうがいいかもしれません。これは配偶者選びと同じですね。

⑥かかりつけの歯科衛生士さんを——チーム医療が大切

こんな歯科医なら、こちらから願い下げ、という歯科医を見分けるのは、むずかしいものです。外見はきれいで、内装もお洒落で心地よいのに、なんだか満足できないとか、歯科医やスタッフの対応が納得できないとか、何かの拍子に、このままかかっていてはまずい、と気づくことがあります。

見比べて選べる商品と違い、歯科医院は、なかなか比べることができません。慎重に見極める際に、スタッフにも目を向けましょう。歯を大切にする歯科医院は、だいたいチームワークが良く、役割分担がきちんとしています。歯科衛生士を専門職として遇しています。スタッフの勤続年数も、歯科医院選びの参考になるかもしれません。スタッフが働きやすい医院なら、きっと患者さんにとっても居心地が良いでしょう。

どこも信頼できなくて自分にあった良い歯科医院が見つけられないのは一番不幸です。自分の歯に対しても失礼です。歯科衛生士がいるから良いとは限りません。昔気質で、腕に自信があるからこそ、歯科衛生士に任せきれない、患者のためを思うからこそ、自分ですべてを仕切りたいという歯科医もいます。それも悪くないと思います。

親に相談できないことをかかりつけの歯科医院で話していくお子さんもいます。身近な他人、なじみの歯科衛生士さんなどのほうが、かえって話しやすいかもしれません。自分のことを真剣に考えていてくれる身近な大人の存在を感じることが、思春期のむずかしい時期を乗り越える助けになるでしょう。年に何回か歯科医院に行く習慣は、心身の健康に有用だと思います。

親子、家族は、時として、愛情が濃すぎるがゆえに息苦しくなることがあります。気づかずに愛という名の暴力で縛っていることもあります。少し距離を置いたナナメの関係が、心地よく健全な関係を保つために大切な役割をはたすと感じます。子どもは、サナギの時期を経て蝶になるように、思春期の難しい時期を乗り越えて大人になっていきます。その時期に、親への反抗心から、歯みがきがおろそかになってむし歯が出来てしまうのは残念です。

その3

乳幼児歯科健診、わたしの提案

①1歳6か月児歯科健診のあり方

生まれて初めて出会う歯科医は、多くの場合、1歳6か月児歯科健診です。この時期は、まだほとんどむし歯はありません。あっても、今まで述べてきたように、治る・止まる程度のものです。だからこそ、ここできちんと診ることがとても大切と私は思います。杉並で、同じ日に隣で一緒に健診をしても、私のほうばかりむし歯を指摘して申し訳ないくらいですが、

「こんなの、むし歯のうちに入らないけど、初期むし歯です。溶けかかっています」

と言うと、お母さんは、きちんと診てくれたほうがいいと言ってくれます。

他の自治体のことを見聞きしても、通りいっぺんの健診です。ライトも使わずに、ミラーで口の中をのぞくだけ、歯の数を数えるのが精一杯といった状況です。流れ作業のように50人以上のお子さんを診る自治体もあります。ゆっくり診てお母

さんと話す暇はありません。口の中をのぞくだけでは、初期むし歯はわかりません。膝に寝かせる体勢でなく対面で診る自治体もありますが、進行が止まる程度の初期むし歯を見つけるには、十分な照明のもとで、寝かせてしっかり診ないと無理です。

泣かせるのはかわいそう、多少精度が落ちても泣かせずに診たほうがいい、という考え方もあります。しかし、泣くのは短時間ですから、お母さんが気づいていない溶けかかりの部位を確認してもらうほうが大切だと思います。しかし、私と同じように診ている歯科医は、杉並でもごく少数です。

1回きりの集団健診でどこまで見つけるべきか、見つけられるのか、疑問です。私が杉並区の1歳6か月児健診で、初期むし歯を見逃さずに指摘できるのは、その後のフォローをさせてもらえるからです。リスクに応じて次回の約束ができるから、初期むし歯が指摘できますが、フォローするシステムがなかったら、通りいっぺんの健診のほうが、むしろ親切かもしれません。きちんと定期的に経過観察をしていくことで、初期むし歯は治る・止まることが確認できます。私だって、次回に診るのでなければ、必死になって初期むし歯を見つけないと思います。1回きりの健診で初期むし歯を指摘しても、その後の受け皿がない限り無意味です。

②正しい診断と適切な介入を、受け手の側からもチェックしましょう

「1歳6か月児健診では、まだむし歯は少ないけど、2歳児健診では増えますね」と、ある村の保健師さんに言われました。わずか半年でむし歯がそんなに増えるのでしょうか？　何度も言うように、むし歯は突然できるものではありません。むし歯がなかった半年後に「むし歯ができたので治療しましょう」というのは変ではないでしょうか？　半年後にむし歯ができるのは、私もごく稀には経験します。前回の見落としか、あるいは、できる可能性が高いということを指摘しなかったせいです。「ごめんなさい」と謝っています。

みすみす、半年放置して「むし歯ができてしまってから見つけて削る」のは間違っているのではないか、これを何とかして避けられないのか——これが、私が20年間考

え続けてきたことです。正確な診断と適切な介入で避けることができるはずだと思い、この本を書いています。

1歳6か月児健診と3歳児健診は母子保健法で定められ、全国どの自治体でもやっています。それ以外に、自治体の独自事業としての健診もあります。その保健師さんの村では2歳児健診をやっていて、1歳6か月児健診でむし歯がなかった子に2歳児健診ではできていると言うのです。

個々人の違いを無視して、一定間隔の集団検診をいくら増やしても、「健診でむし歯が見つかったら歯医者さんに行って削って詰める」という従来どおりの行動パターンは変わりません。

リスクが低い方は半年後でも十分ですが、多くの方については半年後の責任はもてません。「半年後でもいいかもしれないけど、念の為に3か月後で」と言うと、ほとんどの方は診せてくれます。個々人のリスクに応じて健診間隔を決めるほうが、1歳6か月児健診後、全員一律に半年後に健診するより効果的だと思います。私は、お母さんと話し合って健診間隔を決めています。それによって次の何か月間を主体的にむし歯予防に取組んでもらえます。

むし歯になりやすさは個々人で違いますから、一定の間隔でなく、その子の生活背景を考えたリスクに応じて診ていかないと、みすみす予防可能なむし歯を放置してしまうことになります。半年で十分か、リスクはどの程度か、受け手の側からもチェックしていきましょう。

逆に、毎月の受診を勧めている開業歯科医にも疑問を感じます。相当リスクが高い場合以外は1か月後に診る必要はないと思います。診断能力の甘さを棚にあげて、医療の無料化に甘えているのではないでしょうか。

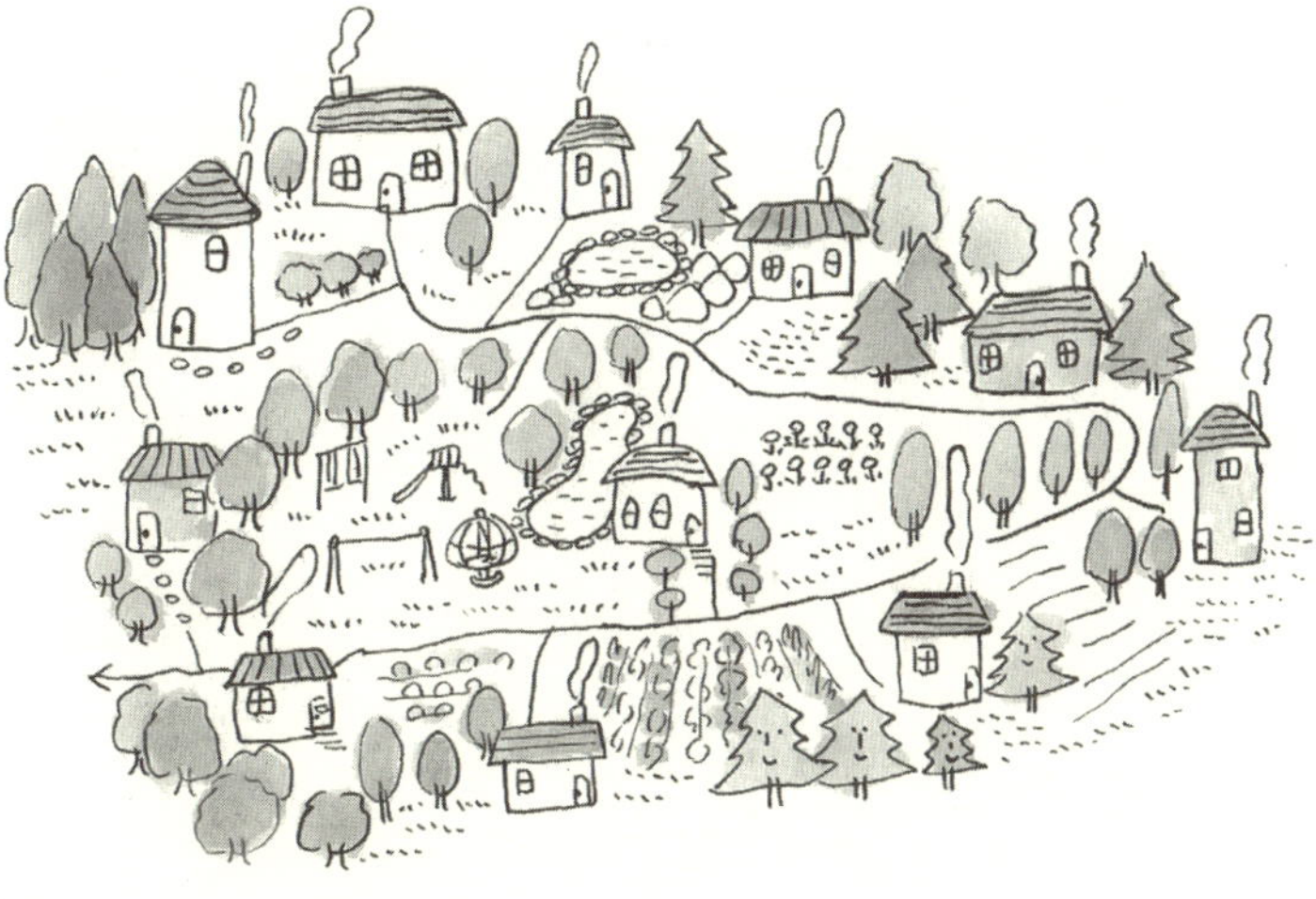

③検診と健診

集団検診の目的はスクリーニング、ふるい分けです。1回きりの検診では、治療すべきむし歯があるかどうかで「むし歯あり・なし」を判断します。それでよいのでしょうか？

今まで述べてきたように、突然治療が必要な「むし歯あり」の状態になるのではありません。途中で見つければ治るのです。治るくらいで見つけるのは検診でなく、健診です。

健診では、ただ単に「むし歯なし」では、診断価値の3分の1でしかありません。今はないけど、今後、いつ頃、どこにどんなむし歯ができる可能性が高いかを予測することが3分の1です。そして、残りの3分の1は、それを防ぐにはどうしたらよいかです。この3つが揃って初めて健診として意味があるものになると思います。受ける側も、今までは「むし歯あり・なし」の歯科検診で当たりまえと思っていたかと思いますが、本当に知りたいのは、今後の予知、予測ではないでしょうか？

生えて間もない歯は、エナメル質が未成熟で軟らかいので、脱灰しかかっている状態と非常によく似ています。私は、探針で注意深く触診していますが、

「探針を使わないでほしい」

と言われることが時々あります。探針は不注意に使うと再石灰化を壊すので、学校健診から駆逐されました。私も年に1回きりの学校健診では使ってほしくない（そもそも学校健診を考え直してほしい！）と思います。しかし、健診後のフォローができるなら、注意深く使えば、探針を使うことの利点のほうが大きいと思います。健全な歯質は探針では壊れません。硬さで判別するので、ごく初期のむし歯の診断には必要だと話すと、

「使ってください」とおっしゃる方もいます。

使わないことの不利益がさほど大きくなければ、お母さんが納得する方法で診ます。

3か月ごとに何回か診ていくうちに、

「他の先生にはお断りするつもりですが、先生は使ってください」

と言われることもあります。

もしも再石灰化を壊したとしても、また再石灰化すれば問題ありません。学校健診のように1年に1度きりで、探針で壊して放置した結果、翌年にはもっと進行しているようでは困ります。でも、その後の経過観察がきちんとできれば、多少壊れたとしても、また再石灰化すれば問題ないです。健全なエナメル質なら探針で穴は開きません。

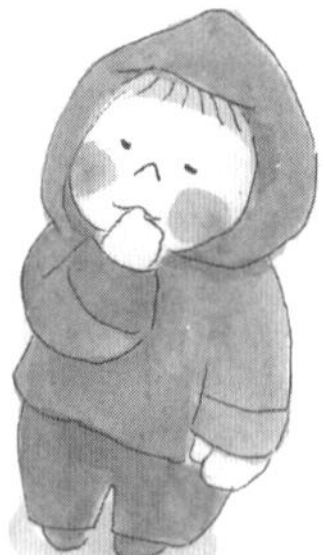

④子どもの歯の健康は自治体の責任で

現在、私は杉並区の5か所の保健センターに出向いて乳幼児歯科健診に従事しています。杉並で育つお子さん全員を診たいと思いますが、52万人の区に1人では無理で、他の歯科医も診ています。

フィンランドに歯科保健の研修に行った時に、保健センターにも見学に行き、常勤の女性歯科医が説明をしてくれました。子ども用に玩具があって杉並と同じだなと思いました。公務員である常勤歯科医が、地域の子どもたちの歯の健康に責任を持つシステムは、フィンランドだけでなく、スウェーデンなど他の北欧諸国にもあります。フィンランドでは、移民も多く、住民の子どもたち全員をむし歯ゼロにすることはできません。しかし、日本では絶滅危惧種のような常勤歯科医が、どの自治体にもいることをうれしく思いました。

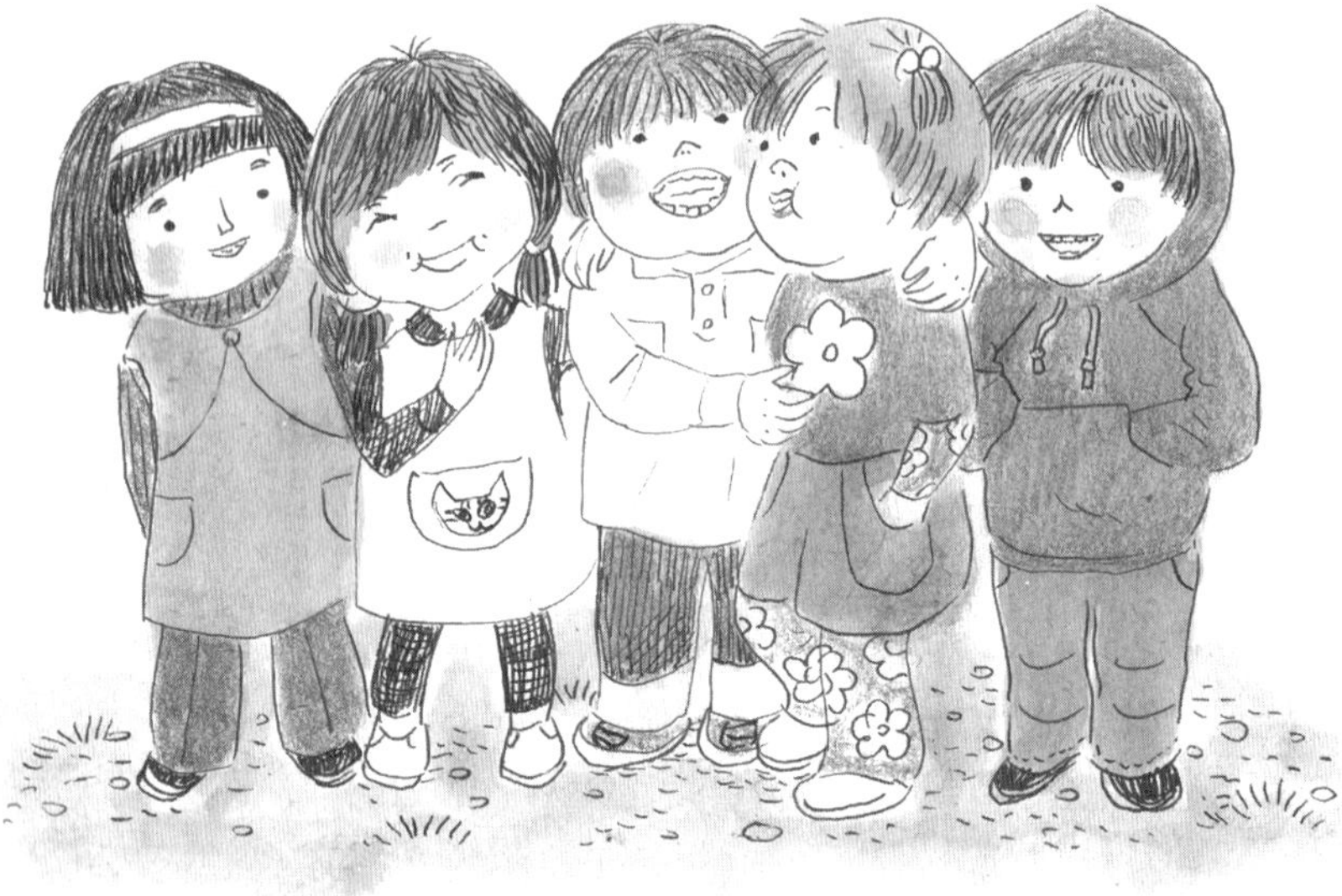

杉並区の乳幼児歯科健診では、4歳までは無料で何度でも、4歳を過ぎると5歳までの間に1回利用できます。個々人の状況に応じて、1か月後、3か月後、6か月後の予約をしています。お母さんと何回かお話しして、歯の質も落ち着いてくると、6か月後でも大丈夫だろうと思われる方が増えますが、最初から6か月後でも大丈夫だろうと思われる方はほとんどいません。

杉並区の保健センターは平日の昼間にしか開いていないので、保育園児の利用はわずかです。両親がフルタイムで勤めていても、仕事をやりくりして保健センターを利用してくださる方もいます。できれば土日にも健診ができたらいいな、と思います。

幼稚園や保育園の健診があるからいいと考える方もいます。しかし、

「集団健診はむし歯になってしまったのを見つけるのが目的だから、むし歯ができないようするために、できれば保健センターに来てください」

と言っています。来てくれたからには一生むし歯で削ることなく過ごしてほしいと思います。保健センターで、継続的に健診を受ける大切さを学んでほしいと思います。

4歳過ぎて、

「ここで、ずっと先生に診てもらいたい」

と言われると、私もできれば、ずっと診ていきたい、北欧諸国のように、選挙権をもつまで保健センターでずっと診ていけたらなあ、と思います。せめて就学まで公的な健診医が責任をもって診ていくことで、削って詰めずにすむ歯は多いのではないかと思います。

⑤健診で歯からのメッセージを受け止めたい

歯科医により罹患率はバラつきます。ご高齢で、ライトも当てず、探針も使わずに、歯の本数を数えるだけの歯科医では、非常によい成績です。大きなむし歯があっても「むし歯なし」と言われ、隣で健診をしていた私に「これ、むし歯ですよね？」と確認に来たお母さんもいます。私が診ると、他の歯科医なら見逃すようなものを見つけるので、むし歯の罹患率が高くなり、成績が落ちます。

数年ぶりに健診する歯科医と、毎日のように健診をしている私では、診方が違って当然でしょうが、お子さんにとってはどちらがよいでしょう？　私も、初期むし歯を見つけると、

「こんなのむし歯のうちに入らないくらいだけどね」「止まれば問題ないけどね」

と、どこまで見つけるべきか悩みながら診ています。

1歳前に夜間授乳が心配で来てくださった時に初期むし歯があり、その後、何回か診て進行が止まっていることを経過観察していたお子さんを他の歯科医が診て「エナメル質形成不全です」と言われたと、次の健診で会った時にお母さんから聞きました。「エナメル質形成不全」というのは、歯ができる時の異常で、生えてきた時に既に病変があるものです。

初めは白くきれいだったのに、溶けて穴が開いて、注意していたら止まった、という経過を体験しているお母さんは「エナメル質形成不全ではなく、むし歯が治ったもの」と理解していました。止まった状態のむし歯を「エナメル質形成不全」と診断する歯科医は少なくありません。なにしろ今までの日本の歯科医学では、むし歯は進行することしか想定されていなかったので、多くの歯科医は、止まったむし歯を診断したことがないのです。「エナメル質形成不全」でも悪くはないけど、歯からのメッセージは正確に受け止めたほうがいいのではないかと思います。

お子さんの歯に関しては、久しぶりに健診に従事する慣れない歯科医より、いつもお子さんの歯を見ている保護者のほうがずっと詳しいこともよくあります。食生活と手入れを忠実に反映する歯に現れる徴候を観察していってください。

⑥健診は治療です！

読売新聞の「医療ルネサンス」は、医療情報をわかりやすく紹介する人気の連載です。私の乳幼児歯科健診を取材した記者が「これこそが治療ですよ」と言ってくれました。それまで「治療」とは思っていなかったので驚きました。「治療」とは削って詰めること、と私自身が固定観念にとらわれていました。「定期健診も治療のうち」と掲載してくれて、そうか、これが治療だ、と背中をどんと押されたようでした。きちんと丁寧に診ていけば治療せずにすみます。削らずにすむ歯を救いたい一心でやってきたことが報われた気がしました。しかし「異端でしょうね」とも言われました。

むし歯は「早期発見、早期治療」が推奨されてきました。早期発見は大切ですが、治療は、同じ治療をするなら、少しでも先延ばしするほうが楽です。むし歯の進行は食生活と歯みがきに左右され、かなりコントロール可能です。それで、

「いずれ削って詰めないといけないにしても、少しでも時間稼ぎをしましょう」

と言って初期のむし歯を経過観察していくと、止まってしまうことが多いことは今までで述べた通りです。放置しているうちにむし歯が進行しては困るので、進行しないようきちんと経過観察することが大切です。前歯か臼歯部か、むし歯の種類により進み方に特徴があります。唾液の流れが悪くなる夜間睡眠中に進行するので寝る前に歯垢をきちんと落とすことが重要です。これらを必要な人に伝えることは「治療」なのだと気づきました。

「このまま放置して、進んでしまうのではないか」

と心配されるお母さんに、

「急には進まないから、食生活と歯みがきで頑張りましょう」

と言って、1か月後に、

「すごいねえ、止まっていますよ！　頑張りましたね！」

と、進行がコントロールできたことを確認することも「治療」なのかと思いました。

再石灰化には、脱灰した時間の6倍から10倍の時間がかかりますが、時間稼ぎをしていくと、半年後、1年後には治療不要になります。この過程で主役は保護者です。

歯科医はサポートするだけ、完全に脇役です。「がんばってますね！」と言うだけのことを「治療」というのはおこがましいですが、医療も予防が最善ですから、本来の望ましい医療行為かもしれません。

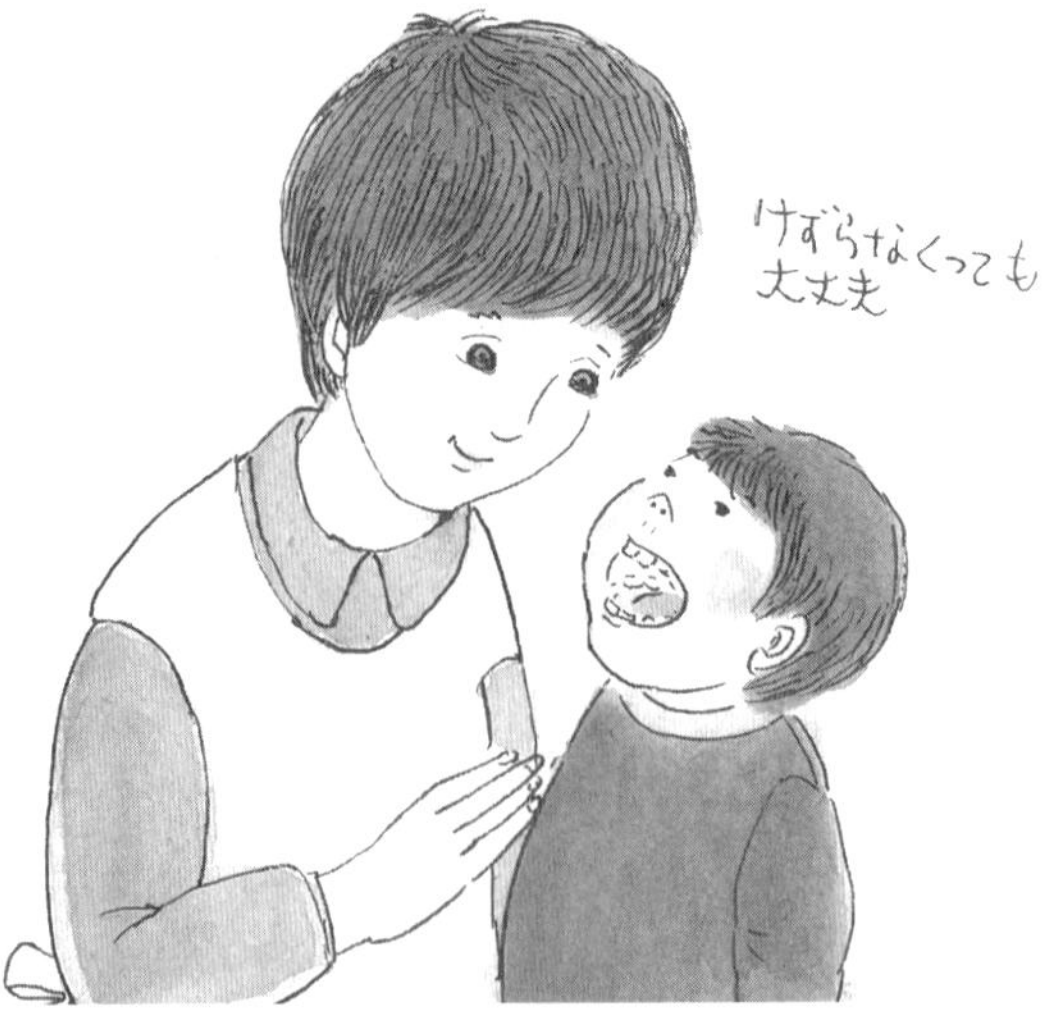

⑦納税者の目で見直しましょう

健診に従事する医師は臨床医より1ランク下の医師で十分と思われ、一般医科でも大学を卒業したてか、第一線を退いた年輩医師が多いです。学校歯科健診も、1歳6か月児歯科健診、3歳児歯科健診も利権と化しています。

たかがむし歯ですが、溶けかかりか治りかかりか丁寧に診て経過を追う、きめ細かい健診をすれば、無駄に削る歯の多くが救えます。1度きりの無責任な健診ではなく、結果に責任をもつ健診が必要ではないでしょうか？

自分の健診の参考にしたくて、他の自治体の歯科健診を見たいと思いました。ある自治体では、役所の担当者が、見学可と言ったあとで、歯科医師会から断りの連絡がありました。地域の歯科医師会の会員である開業医が、数年ぶりに診るためか、見られるのが嫌なようでした。手術さえビデオで公開する時代に、健診を見せないのは、歯科界の閉鎖性を象徴しているようです。この健診制度はだれが責任を持つのでしょう？　正確な診断は求められていないのでしょうか？

20年間もやっていると、「次もこの先生に診てほしい」と指名されることが多くなりました。同じ目で継続的に診ることの利点に保護者のほうが気づいてくれたようです。行政の姿勢も住民の要望に沿って変わってきました。最近では、健診を電話で予約する際に、健診医の名前を確認する方が増えています。

どこまで見つけるべきか、見つけなくてもいいのだろうか、と自問自答の毎日ですが、自治体の職員として、地域の子どもたちの歯を定期的に健診してむし歯で削る歯を減らしていきたいと思います。

日本では、現実には、たいていの自治体で、歯科医師会から輪番で健診医が派遣されています。公的な健診医が責任をもって継続的に診るシステムはありません。杉並区でも存続が危ぶまれています。責任ある継続的な乳幼児歯科健診を、住民のほうから積極的に要望してほしいと思います。次善の策としては、お母さん方が賢い歯科医療消費者になって、丁寧な健診をしてくれる歯科医院を選び育ててほしいと思います。

あとがき

歯科健診は、誰もが一度は受けたことがあり、ほとんどの場合「むし歯がなくてよかった」で終わりです。常勤医が健診に従事する以上、より質の高いものにしたいと考えてきました。自治体の専門職が減る一方で、この仕事も後継者はなく、仕事自体がなくなるかもしれません。

健診は常勤医の仕事ではないという上司の決めつけに挫けそうになった時、励ましてくれたのは健診に来てくれるお母さま方でした。熱心に通っていただき、「むし歯が止まって良かった」「先生、続けて下さいね」の言葉に支えられました。公共の仕事が市場原理の波にのまれている今、公的機関である保健所のサービスへの信頼と期待も感じました。街で偶然出会った方から「健診で泣いていた子が、おかげさまで、むし歯もなく成人しました」と言われると、この仕事をやってきて良かったと幸せな気持ちになります。できれば定年まで勤めて後進に引き継ぎたいと思います。

歯って大事、一生の宝物にしたい、という一人一人の期待に日本の歯科保健医療システムは応えてきたのか疑問です。むし歯ができてから削る治療が当たりまえでした。それを助長してきた集団検診の見直しが急務です。

たかが歯科健診かもしれませんが、むし歯の有無だけを診るのでなく、お子さんの将来まで一緒に考えたいと思ってきました。

子育てに希望が持てるような歯科健診をしたいという思いが、たかくあけみさんと羽田ゆみ子さんに出会いやっと本になりました。自然環境を大切にし、その中で育つ子どもたちのあるがままを包み込む深い愛情と祈りを感じる絵は、まさに私が健診で伝えたいと思っている気持ちです。子どもたちに健全な永久歯列をプレゼントしましょう。私も、そのためにできるかぎりのお手伝いを、これからもしていきたいと思います。

岡田弥生

二〇〇八年二月

岡田弥生　おかだ　やよい
1954年愛知県岡崎市生まれ。
東京医科歯科大学歯学部、名古屋大学大学院医学研究科（口腔外科学専攻）卒業。
現在歯科医師として杉並区に勤務。
受け手の側から歯科医療を良くしていくことを目指して「草の根歯科研究会」を主宰。

主な著書
『おいしく・生きる』
『高齢期の口腔ケア』

むし歯って　みがけば　とまるんだヨ
削って詰めるなんて　もったいない！

2008年3月3日　初版発行
2009年2月20日　3刷
著　者　岡田弥生
装　丁　宮部浩司
発行者　羽田ゆみ子
発行所　梨の木舎
〒101-0051
東京都千代田区神田神保町1-42
TEL　03(3291)8229
FAX　03(3291)8090
eメール　nashinoki-sha@jca.apc.org
DTP　石山和雄
印刷所　株式会社 厚徳社

自由をつくる　vol.4

自衛隊ではなく、9条を世界へ

高田　健著

A5判/180頁　定価1800円＋税

この国は９条を持つにもかかわらず、すでに「派兵国家」である。このまま行けば米英と並ぶ「派兵大国」になる日もそう遠くはない。いま、日本にとって必要なことは「９条世界会議」が示したように、自衛隊の海外派兵ではなく、日本国憲法九条の実践であり、その世界化であろう。

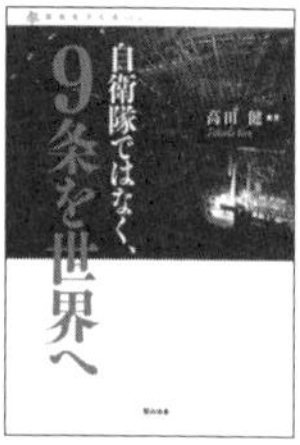

978-4-8166-0804-9

自由をつくる　vol.2

9条が、この国を守ってきた。

高田　健著

A5判/200頁　定価2000円＋税

憲法９条は、傷だらけだが、いまも日本を「戦争のできる国」にすることから守っている。平和憲法をなんとしても、未来につないでいかなければいけない。現在の憲法をめぐる国会の状況をレポートする。

資料　自由民主党新憲法草案（現行憲法対照）

　　　日本国憲法の改正手続きに関する法律案要綱（与党案）

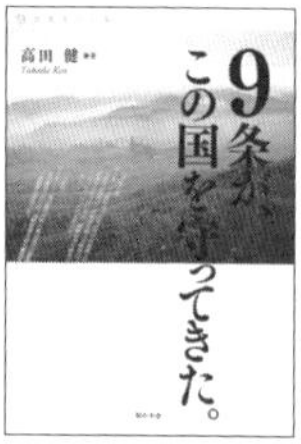

4-8166-0609-2

負けるな！在日ビルマ人

シュエバ・田辺寿夫著

四六判/256頁　定価1700円＋税

シュエバは、ビルマで人気の俳優だった。庶民の味方として、権力者に立ち向かう。著者はビルマ人から「日本のシュエバ」と呼ばれている。1988年の民主化運動以降軍事政権の弾圧によってビルマを逃れてきた人たちが大勢日本にいる。ビルマ語の堪能なシュエバ叔父さんは、彼らの強い味方なのだ。『朝日新聞』（９月26日夕刊）で紹介。

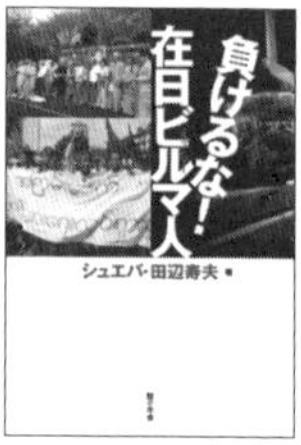

978-4-8166-0806-3

資料集

日本軍にみる性管理と性暴力

――フィリピン1941～45年

戦地性暴力を調査する会編

A5判上製/250頁　定価4800円＋税

本書は防衛省防衛研究所図書館の、フィリピン関係陸軍戦史資料の中から日本軍による性管理と性暴力についての資料を調べ、収めたものである。防衛省図書館に現存する「日本軍」資料そのものが、「慰安婦」の存在を証明する！

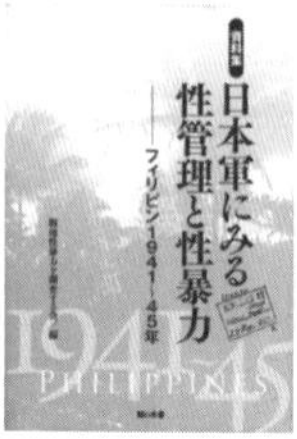

978-4-8166-0805-6

愛する、愛される　2刷

デートDVをなくす・若者のためのレッスン7

山口のり子著（アウェアDV行動変革プログラム・ファシリテーター）
【まんが・海里真弓　原作・レジリエンス】
A5判 /120頁　定価1200円＋税

◆愛されているとおもいこみ、暴力から逃げ出せなかった。愛する、愛されるってほんとうはどういうこと？
◆おとなの間だけでなく、若者のあいだにも広がっているデートDVをさけるために。若者のためのレッスン7

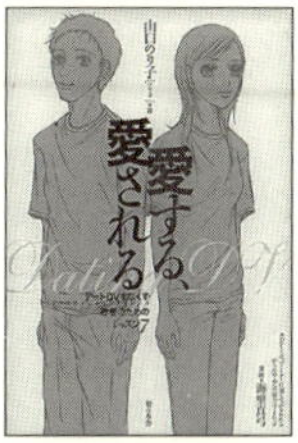

4-8166-0109-X

大切な人を亡くしたこどもたちを支える35の方法

ダギーセンター著　翻訳・レジリエンス
A5判 /54頁　定価1500円＋税

両親や家族を失った子どもたちを支え、心の痛みを癒し元気を回復できるよう、普段の暮らしの中で誰もができるちいさなこと、35を提案します。

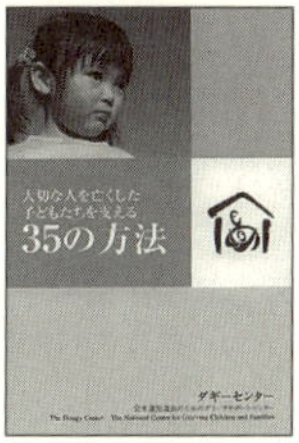

4-8166-0506-1

傷ついたあなたへ

わたしがわたしを大切にするということ

レジリエンス著
A5判 /104頁　定価1500円＋税

◆DVは、パートナーからの「力」と「支配」です。誰にも話せずひとりで苦しみ、無気力になっている人が、DVやトラウマとむきあい、のりこえていくには困難が伴います。
◆本書は、「わたし」に起きたことに向きあい、「わたし」を大切にして生きていくためのサポートをするものです。

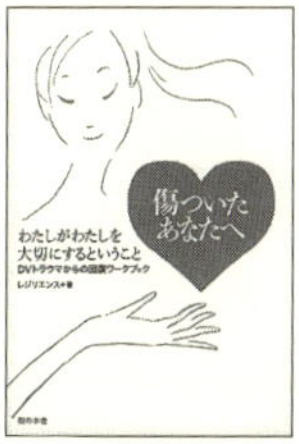

4-8166-0505-3

DV あなた自身を抱きしめて

——アメリカの被害者・加害者プログラム

山口のり子著
B6判 /207頁　定価1700円＋税

DV＝ドメスティック・バイオレンスは被害者のケアはむろんだが、加害者に対する防止プログラムが必要になる。25年以上の実績があり、筆者が学んできたアメリカの例を紹介する。新聞や雑誌、TVで紹介。

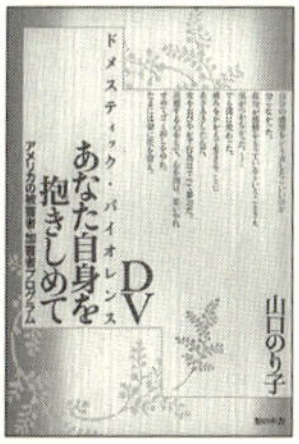

4-8166-0405-7

平和の種をはこぶ風になれ
ノーマ・フィールドさんとシカゴで話す

ノーマ・フィールド　内海愛子著
四六判上製 /264頁　定価2200円＋税

2004年７月４日、内海愛子さんとシカゴ空港に降り立った。対イラク戦争を始めて１年すぎた独立記念日のアメリカ。「戦時下なのに戦争の影がないですね」、から対談は始まった。わたしたちの平和な消費生活が戦争を支えている――。個人史をふり返りながら、「平和」とは何かを考える。

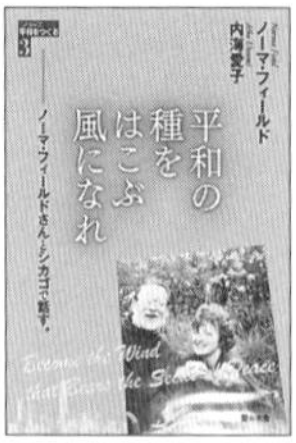

978-4-8166-0703-5

靖国には行かない。 戦争にも行かない

内田雅敏著
A5判 /170頁　定価1700円＋税

自衛隊海外派兵→憲法改悪→靖国参拝→治安強化→ビラ入れ逮捕。相互監視社会への動きが重層的にすすんでいる。

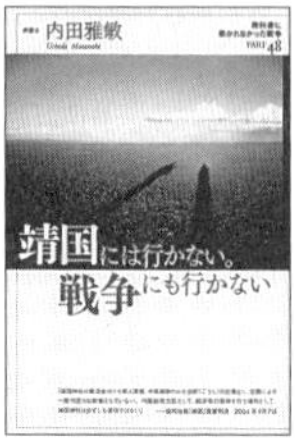

4-8166-0601-7

アメリカの化学戦争犯罪
ベトナム戦争枯れ葉剤被害者の証言

北村　元著
A5判 /384頁　定価3500円＋税

一九六一年八月十日、アメリカは枯葉作戦を開始。史上最悪の猛毒・ダイオキシンは、ベトナムの人と自然を破壊し続けた。戦争が終結して三〇年間、何がおきていたのか。被害者、もと兵士、看護士、医者、弁護士などの証言から明らかにする。

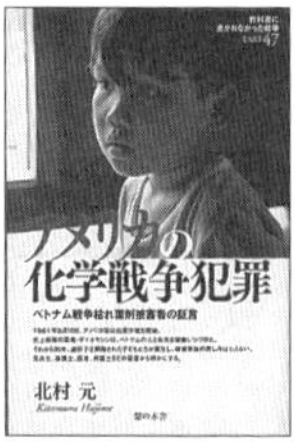

4-8166-0502-9

アメリカの科学戦争犯罪（英語版）
Agent Orange
The Vietnamese Victims of American Chemical Warfare Exposed

北村元著
A5 判 /54頁　定価600円＋税

ベトナム戦争は30年前に終わった。しかし、DNAに遺された傷跡は３世代に及んでいる。本書は北村元著『アメリカの化学戦争犯罪――ベトナム戦争枯葉剤被害者の証言』（梨の木舎　2004年）から抜粋し、北村氏により英語に翻訳されたものです。枯葉剤被害者の直面している現実を、世界の人に広げたいという願いで生まれました。

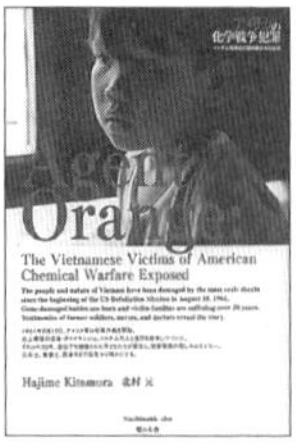

978-4-8166-0702-8

自由をつくる　vol.1

金子文子 わたしはわたし自身を生きる

手記・調書・歌・年譜

鈴木裕子編

A5判/288頁　定価2600円＋税

金子文子（1903年〜26年）の獄中手記・裁判調書・歌・年譜により、凄烈にいきた彼女の全像をつたえる。《時代をこえて、人間への愛と、権力への反逆に生き、「わたし自身を生きた」金子文子の生と死は、わたくしたちに勇気を与える。》（鈴木裕子・解説より）

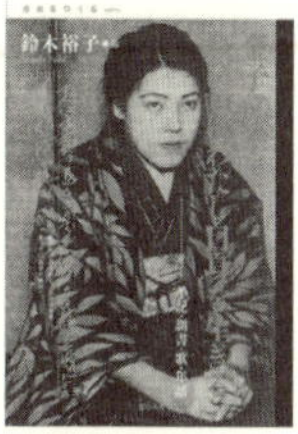

4-8166-0607-6

自由をつくる　vol.3

君たちに伝えたい
朝霞、そこは基地の街だった。

中條克俊著

A5判/200頁　定価1800円＋税

朝霞の中学校の先生・中條克俊さんが、街に住む人びとにインタビューしたり、資料から読み取ったりして、10年をかけてほりおこした地域の歴史である。

菊池章子がうたった『星の流れに』の誕生逸話をおりまぜて送る。

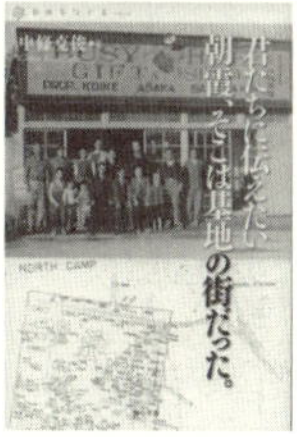

4-8166-0608-4

ジェンダーの視点からみる

日韓近現代史　2刷

日韓「女性」共同歴史教材編纂委員会

A5判/356頁　定価2800円＋税

日韓の研究者と市民運動家が、はじめてともにつくるジェンダーの視点による近現代史。編纂委員会は、二〇〇一年の秋以来、日本と韓国で交互に公開シンポジウムと会議をひらき、議論を重ねる。画期的な試みによる「歴史書」が誕生。日韓同時刊行。

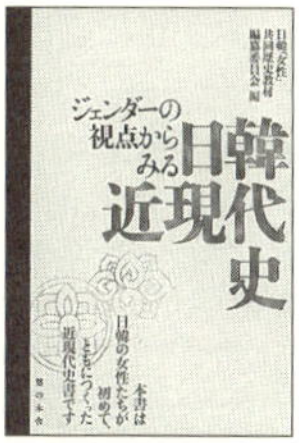

4-8166-0503-7

ガイサンシーとその姉妹たち

班忠義著

四六判上製/346頁　定価2800円＋税

「ガイサンシーって,何のこと？」私はたずねた。

「ガイサンシーさえ知らないの？　あなたがこのことを調べるなら、まずガイサンシーのことを知るべきだ。彼女は日本軍に一番ひどい仕打ちを受けた人で、最初に日本軍のトーチカに連れて行かれた一人なのだから」——1995年、こうして、中国山西省における中国人女性に対する、日本軍の性暴力に迫る著者の長い旅が始まった。

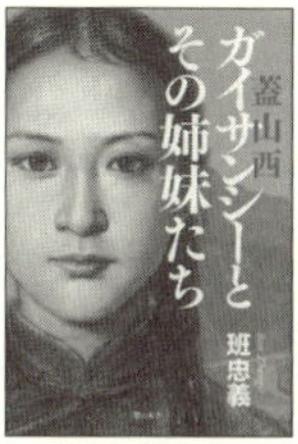

4-8166-0610-6

教科書に書かれなかった戦争6
先生、忘れないで！　4刷

陣野守正著

A5 判 /236頁　定価2000円＋税

満蒙開拓青少年義勇軍には、８万6000人の子どもたちが送られ、２万人が死んだ。送出には教師たちが深く関わっていた。忘れられている問題を追う。

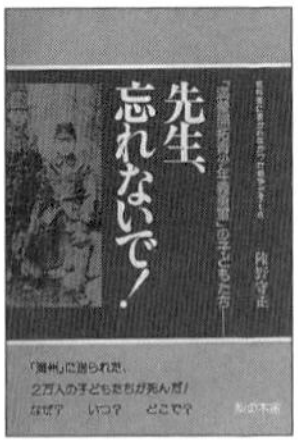

4-8166-9408-0

教科書に書かれなかった戦争23
ジャワで抑留されたオランダ人女性の記録

ネル・ファン・デ・グラーフ著　渡瀬勝・内海愛子訳・解説

A5 判 /202頁　定価2000円＋税

1942年、ジャワに侵攻・占領した日本軍は、植民者オランダ人の軍人・民間人を抑留し、多数の死者を出した。その抑留所生活を子どもとともに耐え、生きぬいた一女性の体験記。

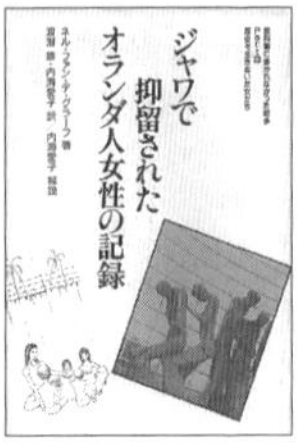

4-8166-9600-8

教科書に書かれなかった戦争25
忘れられた人々
――日本軍に抑留された女たち・子どもたち

S・F・ヒューイ著　内海愛子解説　伊吹由歌子ほか訳

A5 判 /328頁　定価3000円＋税

アンネ・フランクのことは誰もが知っている。日本軍の収容所にも多くのアンネがいた。10万人が収容され飢えと病気と暴力により１万人が死んだ。忘れられてきた女と子どもたちのドラマ。

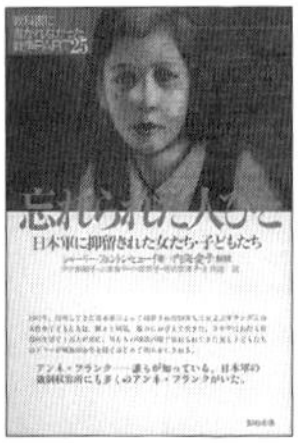

4-8166-9800-0

教科書に書かれなかった戦争40
アメリカの教科書に書かれた日本の戦争

越田　稜編・著

A5判 /400頁　定価3500円＋税

「同盟国」アメリカの子どもたちは、どんな教科書で学んでいるか。太平洋戦争、ベトナム戦争および９・11以後の記述を通じて自由・民主・平等を掲げるアメリカ市民社会の共生へのおもいが読める。

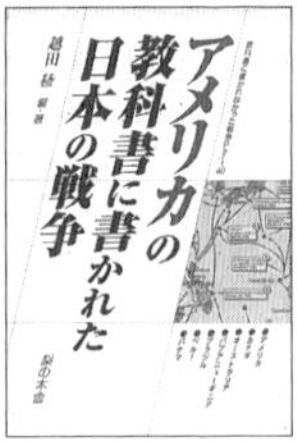

4-8166-0602-5